身体解读

如何利用解剖列车肌筋膜线进行视觉评估

BodyReading
Visual Assessment and the Anatomy Trains

原　著　〔美〕托马斯·W.迈尔斯（Thomas W. Myers）

主　译　朱　毅　赖西癸

副主译　周　雪　李聪慧

译　者　翟立文　侯伟倩　杨　瑶　藏雅宁　丁东方

　　　　马赛超　唐储爱　马茜茜　马　奔　王志江

　　　　张莉亚　高伟鹏　王　颖

审　校　张丹玥　李长江

北京科学技术出版社

著作权合同登记号　图字：01-2022-5345

图书在版编目（CIP）数据

身体解读：如何利用解剖列车肌筋膜线进行视觉评估 /（美）托马斯·W. 迈尔斯（Thomas W. Myers）著；朱毅，赖西癸主译 . — 北京：北京科学技术出版社，2023.1（2025.1 重印）

书名原文：BodyReading：Visual Assessment and the Anatomy Trains

ISBN 978-7-5714-2597-5

Ⅰ.①身… Ⅱ.①托… ②朱… ③赖… Ⅲ.①筋膜疾病 – 诊疗 Ⅳ.①R686.3

中国版本图书馆CIP数据核字（2022）第174820号

责任编辑：于庆兰	**网　　址**：www.bkydw.cn	
责任校对：贾　荣	**印　　刷**：北京捷迅佳彩印刷有限公司	
图文制作：北京永诚天地艺术设计有限公司	**开　　本**：787 mm × 1092 mm　1/16	
责任印制：吕　越	**字　　数**：103千字	
出 版 人：曾庆宇	**印　　张**：5.75	
出版发行：北京科学技术出版社	**版　　次**：2023年1月第1版	
社　　址：北京西直门南大街16号	**印　　次**：2025年1月第4次印刷	
邮政编码：100035	ISBN 978-7-5714-2597-5	
电　　话：0086-10-66135495（总编室） 　　　　　0086-10-66113227（发行部）		

定　　价：79.00元

前　言

我很高兴看到这些文章能在 *Massage & Bodywork* 这本优秀的杂志上发表，感谢杂志社同仁的认可与协助，将这些文章汇集成书，以供更多的读者阅读。

"观察"是一种古老的直觉艺术。当第一次遇到一个人时，我们都会下意识地对他打量和评判，我们称之为"第一印象"。"第一印象"含有与之相关的文化提示，如时尚和阶层，但也含有生物提示——可能是信息素或我们称之为"直觉感应"的信息，其他则是对于对方身体姿势的感知。

本书试图通过一种分析方法让人们来理解这些来自姿势和动作的提示，但并不是取代人们的自然直觉，而是让这些提示信号有意义，并被策略性使用。

所有的治疗师和大多数教师都面临着这样一个困境：我们每周最多只能得到客户或学生数小时的关注，而惯性力量和所谓的"持续性因素"（工作、配偶、手机）却占据了另外 160 个小时（甚至更多）的时间来让我们远离认知的提升。因此，我们必须思考如何策略性地进行困境的转变，以及如何实施这种转变的顺序。

本书内容的展示，首先是概述，然后是一系列解剖列车肌筋膜线的评估方法。若熟悉解剖列车的相关框架会对学习本书有一定的帮助，但也不是必需的。

学习不是一项简单的技能——它需要不断地练习。课堂教学能真正提升你对掌握所学内容的信心——一旦你被它吸引住，这就会变成一件上瘾的事。无论是机场、公共汽车站还是沙滩，都会成为你进行"身体解读"的场所——找出人们身体框架结构间的关系，这些关系讲述了这些框架结构隐藏的"故事"。

应用专业的方法，可以增强和延展你的治疗效果，使之延伸到客户的一周中的其他 167 个小时，并展现出持续和不断进展的真正改变。

托马斯·W.迈尔斯

美国迈阿密

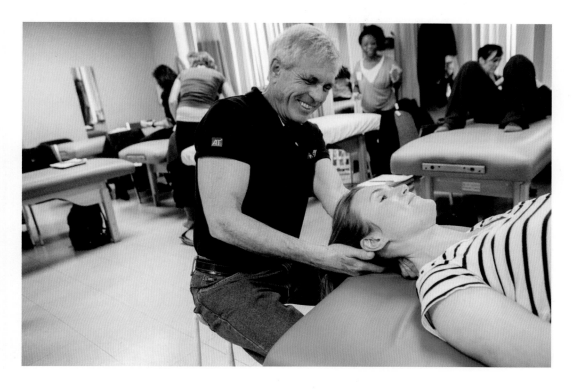

  托马斯·W. 迈尔斯（Thomas W. Myers）是《解剖列车》（*Anatomy Trains*）（Elsevier，2001，2009，2014，2020）的创作者，《筋膜释放技术》（*Fascial Release for Structural Balance*）（North Atlantic，2010，2017）的合著者，他有大量的著作章节和期刊文章收录在《躯体Ⅲ》（*Body3*）、《解剖学家视角》（*The Anatomist's Corner*）和《结构整合：期刊文献选集》（*Structural Integration: Collected Journal Articles*）等书中。除此之外，他还制作了很多视频并举办了各种网络研讨会，内容涉及"身体解读"（BodyReading®）的视觉评估、筋膜释放技术（Fascial Release Technique®）以及筋膜研究在身体训练中的应用等。

  托马斯和他的团队为世界各种运动及手法治疗专业人员提供解剖列车和整体肌筋膜策略方面的继续教育，并进行基于解剖列车肌筋膜线的结构整合专业认证。托马斯师从艾达·罗尔夫博士（Drs. Ida Rolf）、摩谢·费登奎斯（Moshe Feldenkrais）和巴克明斯特·富勒（Buckminster Fuller）。他还曾向运动学专家朱迪思·阿斯顿（Judith Aston）、艾米莉·康拉德（Emilie Conrad）学习，同时还学习了武术。他的结构整合技术受到了欧洲整骨学派颅骶技术、内脏技术和内在固有运动研究的影响。

作为一个资深的旅行家，托马斯在不同临床和文化环境中从事综合性手法治疗已有40年。他是国际结构整合师协会（International Association of Structural Integrators，IASI）的创始成员，也是Equinox健康咨询委员会（Health Advisory Board）的成员。作为一名经过认证的"育儿抚触"（Touch-in-Parenting）讲师，托马斯对与运动相关的围生期问题保持着浓厚的兴趣。托马斯现居住于美国缅因州的海岸边，在那里生活、写作和航行。

目 录

第一章
姿势模式的视觉评估

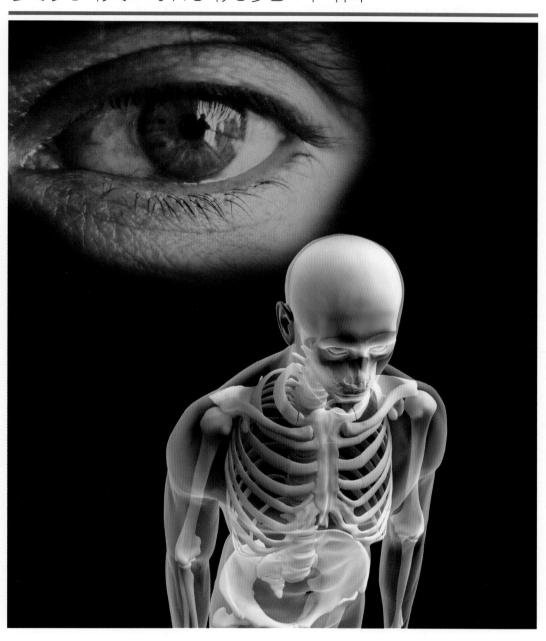

认真观察你的客户，你能通过这个过程获得很多信息。艾达·罗尔夫（Ida Rolf）表示："视觉就是间接的触觉。"将视觉作为一种感知方式，可以预先感知客户身体中所有过去的损伤或阻碍功能持续性的问题，甚至是其心理或生活中的一些细枝末节。这些信息可以指导临床决策，缩短推理时间，并通过整合临床思路使得治疗效果事半功倍。

我们将在本章和随后的章节中展开介绍这种方法，并在此后举办一系列研讨会推广这些技术。实际上，每个人都有通过视觉进行评估的经验——比如在看到一个朋友的脸之前，就能通过动作模式认出他。这是一个自身视觉和运动感知觉技能发挥作用的过程。

但我们需要为这些直觉技能建立强大的逻辑基础，所以应严谨以待。

很多以身体结构为导向的治疗方法，包括由艾达·罗尔夫博士提出的结构整合（Structural Integration）方法或我们提出的 ATSI 方法（见 www.anatomytrains.com/atsi），均用站立姿势或是步态分析来指导治疗策略。脊骨神经医生、物理治疗师、软组织治疗师及动作教练［如亚历山大技巧（Alexander Technique）、瑜伽和普拉提教练］都会利用各种网格、铅垂线、图表等来评估客户的身体对称性和对位对线（图 1.1）。

我们的方法和术语针对的是对个体身体内部的相互关系，而不是与外在参照物或者柏拉图式理想模式之间的关系，如铅垂线或网格。所以，除了用重力线给照片确定方向外，本书中的图片都没有外在的参照物。

整体姿势评估

在强大但不可见的地心引力作用下，大家都知道舒适、直立对齐的益处。但是，建议客户采取左右对称或者"直立"的姿势是否可取也是存疑的。对齐与平衡是动态的，并且与适应性相关，其生物力学也不是静态和固定的。

结构分析的目标是理解每个人与生俱来固有的肌肉骨骼排列模式（你也可以称其为每个人的"故事"），在此范畴内，任何结构分析方法都可适用；如果应用我们展示的方法仅为找出姿势障碍，这将会严重限制治疗师的思考和客户的许可范围，以及治疗结果的持久性。

一旦理解这种关系模式，就可以使用任何可用的治疗方法来解决或整合该整体模式。我们的理念是协助客户"走出原有模式"，而不是强加以对称或特定的理想姿势。当人们解决了这些模式中存在的问题时，客户会更接近自然的平衡，这相当

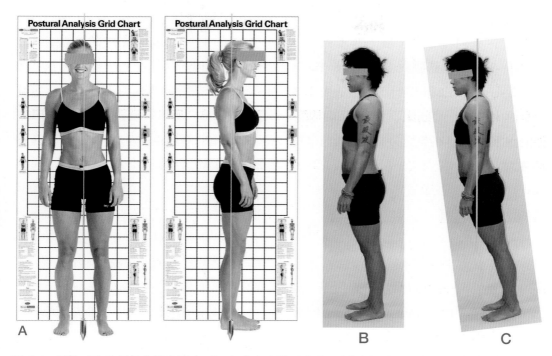

图 1.1　网格对姿势评估非常有用（A），但本书中并不涉及，我们更强调骨骼间的关系。例如图（B）中为一个健壮的武术教练，当我们调整其身体，使其胸廓与重力线对齐时，她表现出无力和对齐不佳；（C）从胸廓角度，可以看出她的头部前伸多远，骨盆后移多远

于让不同的肌肉纤维类型和筋膜密度在整个肌筋膜系统中达到协调一致。伴随这种协调而来的是人体的各种实际变化，比如改善了动作的幅度、容易程度和自由度，在身体和心理方面的适应性都会更强。

在此，我们将会列举一个我们在解剖列车结构整合课程（Anatomy Trains Structural Integration chool）中使用的结构分析五步法，无论你的模式是什么，希望它能帮助你形成自己的一套成功策略。该方法设计简单、一致且客观，易于学习。

五个步骤分别是：

（1）描述骨骼结构的几何学；

（2）评估形成或保持姿势的软组织模式；

（3）构建一个完整的"故事"，尽可能多地解释整体模式的问题；

（4）确立短期或长期治疗策略以解决该模式的不良之处；

（5）根据观察结果和触诊发现来评估和修正治疗策略。

人体骨骼位置图（步骤一）将占据本

章的主要篇幅。在随后的章节和网络研讨会中，我们将介绍步骤二和步骤三，利用解剖列车肌筋膜线（Anatomy Trains Myofascial Meridians）绘制出这些失衡骨骼周围的软组织模式图。步骤四和步骤五因方法特殊，将在我们的课堂上或通过自学视频教授。

骨骼位置用语

为了描述骨骼几何学（即骨骼在空间中的位置），我们设计了一套简单、直观、清晰明了的术语来描述任何空间位置，这种语言的优势在于客户、学生和患者能够听明白（因此很实用），同时能够提供足够多的细节，以满足治疗师与治疗师之间，或者治疗师与导师之间进行精准的对话。缺点是这些术语与标准的医学术语不太匹配（例如，前伸、膝内翻/外翻或足旋前），在使用中常常与之矛盾或不甚精确，但长期下来，这个缺点也许是一个优点。

此处我们使用4个术语：倾斜（tilt）、弯曲（bend）、旋转（rotate）和偏移（shift）。这些术语用来描述身体中某一骨骼相对于其他骨骼的位置关系，偶尔指与重力线、水平线或者其他外在参照物的关系。这4个术语还可以用标准的姿势形容词来修饰：前（anterior）、后

（posterior）、左（left）、右（right）、上（superior）、下（inferior）、内（medial）、外（lateral）。尽管有些模糊，但这些修饰语指的是特定结构的上方（top）或前方（front）。举例来说，头左倾，是头顶指向左侧，左耳靠近左肩。胸廓相对于骨盆向左旋转，那么胸骨将比耻骨联合向左旋转幅度大一些（而在背部的胸椎棘突可能会向右移动）。当然，这些修饰语的使用更遵循习惯，对大多数人更直观。左和右均指客户的左侧或右侧，而不是观察者的左侧或右侧。

这套术语的好处是，能快速地概括姿势的主要特征，或准确地梳理脊柱、盆腔、肩带或跗骨之间的复杂关系。在本书中，我们将专注于明显和可见的问题，而这些复杂的关系更适合在课堂上学习。虽然书中会使用一些图表，但我们强烈建议你学习这些术语，并用自己的身体模仿书中所描述的姿势，以检查这些动作模式。

与什么结构比较？

因我们使用这些术语时常常不用外在网格或者标准作为参照，所以精确指出要比较哪两个结构是非常重要的。来看一个常会带来误解的例子：骨盆前倾是什么意思？想象一下，尽管我们对骨盆

前倾的意思有共同的理解（但对骨盆中立却没有共同的定义），但是如果不能回答"与什么结构比较"这个问题，我们仍然会有疑惑。例如，如果我们将骨盆倾斜和地面水平线相比较，这样的评估将无法引导我们制订出有效的股骨至骨盆的肌筋膜治疗方案，因为这些组织连接着骨盆与股骨，而不是连接着骨盆与地面。由于股骨经常前倾，故而骨盆很容易相对于地面前倾，但其实骨盆相对于股骨是后倾的，而相对胸廓则是向前倾的（见图1.1C）。只要参照确定，以上两种说法都是正确的。

为了方便理解这种模式，可以尝试让你的骨盆向前移动并越过足趾，同时收紧臀肌，使骨盆向后倾斜，胸廓也向后倾斜一点并越过足跟。通过镜子从侧面观察身体，此时骨盆看上去是向前倾斜的，但实际上维持躯干后倾的肌肉——深层外旋肌也处于紧绷且需要休息的状态。

定义：倾斜、旋转、弯曲和偏移

倾斜：是指偏离了重力线或者水平线，换句话说，身体部分或者骨骼结构的一边比另一边高。

对倾斜的描述是根据结构顶端的朝向来确定的。因此，如果客户的骨盆带左倾，其右髋骨将会高于左髋骨，而骨盆顶端则倾向客户的左侧（图1.2）。骨盆前

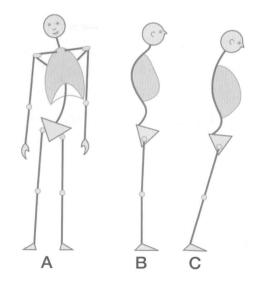

图1.2　当身体某一节段水平受到干扰，就会引起前、后、左或右倾斜

倾会导致耻骨相对于髂后棘向下移动。头部后倾时，眼睛会向上看，枕部接近颈椎的棘突，头顶部后移。

倾斜通常用于描述头部、肩带、胸腔、骨盆和足部跗骨。倾斜也可以广泛应用于姿势的描述，如"躯干相对于重力线右倾"或"足内翻"（而非足旋前）。但这种语言也支持对具体节段间的分析："左肩胛骨相对于右肩胛前倾""左侧髋骨相对于骶骨后倾""第11胸椎（T_{11}）在第12胸椎（T_{12}）上向右旋转"或"足舟骨相对于距骨内倾"。

再次强调，为了清晰地沟通，并且能够准确地将该术语转化为软组织治疗策略用语，了解所用术语与身体什么部位相关联是非常重要的，如"骨盆相对于股骨前

倾"是对有效观察的描述，但如果只简单说"骨盆前倾"则会带来困惑。

我们用了很多词来正式描述倾斜，但其实它是一个很容易理解的简单概念。

弯曲：是指一连串的倾斜所形成的曲线，通常用于描述脊柱，但偶尔也适用于描述下肢。例如，腰椎侧凸，我们可以将其理解为每个腰椎椎体间一连串的相对倾斜，通常可以总结为弯曲——无论其向左、向右，或者向前、向后。图 1.2A 显示腰椎存在向左的弯曲；图 1.2B 则显示腰椎和颈椎存在向后弯曲。

正常的腰椎曲线弯曲向后、胸椎弯曲向前。脊柱前凸（lordotic spine）通常被描述为"腰椎过度向后弯曲"，也可作更详尽的说明。进一步分析，低位而过大的腰椎曲线可以解析为："从第 5 腰椎至第 1 骶椎（$L_5 \sim S_1$）到大约第 3 腰椎（L_3）之间，有一个明显的向后弯曲，而从第 12 胸椎（T_{12}）到第 3 腰椎之间，则为向前弯曲。"

这种描述使我们的评估有一个基础逻辑。如果我们看到胸廓向左倾斜，从而我们可以推测：骨盆也同样向左倾斜，或者腰椎有一个向左弯曲。此外，根据脊柱力学原理，腰椎向左弯曲很可能涉及一些相关椎体的右旋。这样，我们就有了解决这种模式的策略：左侧腰肌和股四头肌将成为我们解决问题的关键，这就是步骤二的内容了。

旋转：在站立姿势下，旋转通常在水平面上绕垂直轴发生，因此通常适用于描述头部、胸腔、脊柱、骨盆、肱骨、股骨或胫骨的位置。在单一结构中，如胸廓或脊椎，旋转是以结构前端指向的方向命名的。

请注意，如果胸廓相对于骨盆向左旋转，那么头部相对于胸廓就会右旋，但相对于骨盆或足部仍然保持中立位置（图 1.3B）。这种情况很常见，因为多数人的脊柱都有一定程度的旋转，但人们仍习惯于眼睛与足尖朝向同一个方向——所以旋转往往都是成对的。

对于上肢和下肢这样的成对结构，我们一般会使用内旋或外旋来描述。这是形

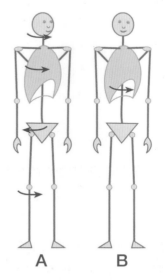

图 1.3 所有的旋转都在水平面上围绕着一个垂直轴发生。在（B）中尝试简单的单一旋转，看看涉及多少块肌肉

容股骨或肱骨旋转的常用方法（换句话说，在我们的语言中，内旋的股骨就是你所想的那样），但是我们将其用于全身所有结构。

在我们的术语中，物理治疗师通常所说的"肩胛骨前伸"，包含一定程度的侧移、前倾和内旋，因此前伸不是一个足够准确的用语，我们不能在此基础上形成一个有效的软组织策略。内旋的程度——换句话说，两肩在身体前侧互相拉近的程度——将决定我们如何建立软组织策略来解决问题。

偏移：一个广泛但十分有用的词语，用于描述身体某部位重心的位移：左—右、前—后或上—下（图1.4）。偏移可能涉及倾斜，也可能不涉及。如巴厘岛舞蹈中包括很多头部偏移的动作——眼睛保持水平，而头部左右移动。

"头部在胸廓上方右移"指头部重心位于胸廓重心的右侧。"胸廓相对于骨盆的后移"意味着胸廓的重心落在骨盆后方（因此更多的重力向下通过骶髂关节）——这种模式在时尚杂志中的模特身上很常见。

当然，胸廓或骨盆的偏移通常会涉及倾斜、弯曲，此外最常见的是个别椎体的旋转。当需要时，我们可以使用上述用语来说明这些特定的关系，比如"胸廓向左偏移"或"头部相对于骨盆向右偏移"。

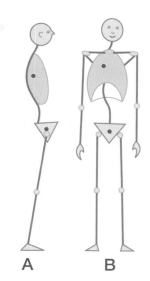

A　　　　B

图1.4　姿势偏移意味着一个部位的重心与另一个部位的重心不一致。这里我们看到了左右偏移，以及前后偏移。偶尔也会有上下偏移。这些偏移背后涉及倾斜、弯曲和旋转，这些都必须梳理出来

可以活动的肩胛骨通常能够向6个方向偏移。骨盆相对于踝关节可以向前或向后偏移，但需要理解的是在这一过程中存在倾斜。

如何使用

掌握这种直观的术语描述通常需要2小时左右的练习，以及持续数周的定期使用以熟悉整个过程。而在实践中，只需要一两分钟就可以用这些术语描述和记录你的观察结果。当然，如"足弓塌陷（fallen arches）"或"旋前足（pronated feet）"这

些更常用的术语，在需要时也可以使用，但使用我们设计的术语有助于讨论，可以让治疗方案的描述简单精准。

一旦静态站姿的骨骼几何学得到治疗师的认可，我们就将进行到步骤二。

步骤二是观察这些骨骼关系是如何通过软组织短缩而形成或保持的。可以自由使用任意方式来分析软组织模式。解剖列车肌筋膜线（Anatomy Trains Myofascial Meridians）就是我们采用的一种分析模式（一种我喜欢的模式，将在相关的图书、文章和线上讨论会中继续介绍），但也可以采用其他可用的分析模式。如果你能清晰解读身体中的骨骼位置，你就可以制订自己的软组织调整策略并加以应用。

需要重点指出的是，拥有对称平衡的结构并不涉及某种美德。每个人都有"故事"，然而毫无疑问的是，那些最有趣的、最有成就的人往往带有明显的结构不对称和不平衡，给他们做手法总是既愉悦又有挑战性。相反，有些人拥有自然的平衡结构，无须面对什么内部结构矛盾，故而显得比较乏味，没有参与感。

帮助那些有重大结构问题的人摆脱原有模式，使之趋向更平衡的模式，虽然可以让这些人更加平和，不那么神经质，减少疼痛，但并未使他们变得无趣。此时，我们应该清楚地知道：并不是说身体直立和平衡是最高准则。每个人的身体故事构成都会涉及多种要素，都需要展开来解决，再展开再解决，这个过程在整个人生中需要一次又一次地重复进行。作为结构治疗师，就像助产士一样，我们的殊荣就是见证每个故事中附加意义的诞生。

在实践时，骨骼分析之前有几个步骤。首先，当你第一眼看到客户时，要记下他给你留下的最初印象。在我们的"经验工具箱"中，"第一印象"这个工具终生可用。这是非常重要的时刻。注意你所关注的内容——接下来会派上用场。

第二，不要只寻找问题，也要注意客户在这个过程中表现出来的优势。我保证，客户的优势一定会比问题更多，比如他们有良好的线条，基本左右对称的身体结构，或者有一个积极的态度。注意这些优势和问题，这些是客户展现的资源，你可以利用这些方面来提供帮助。至少它会告诉你哪些好的部分不需要处理。

最后，需要强调一点：当我们首次对客户进行评估时，站在仅穿着内衣的客户面前，让客户转身展示他的正面、侧面或背面。这虽然并不难，但也需要理解这会让客户非常抗拒，尤其是我们处于的这种文化背景，如果一个人不符合《魅力》（Allure）或《男性健康》（Men's Health）杂志封面模特的标准，就会面临被批评和挑剔的境况。所以我们这些行为可能会让人觉得很不舒服。

你可以用以下这个过程消除这些"不舒服"——让它转变成为一个让客户有参与感的教育机会：让客户站在一面全身镜前。你站在客户身后偏向一边，这样你就能通过镜子观察"他们"，"他们"也可以看到自己的镜像。接着，站在客户的一侧，你们看向同一方向，即同时看向镜子。这样对你们来说都会比较轻松。

一开始可以温和地引导客户了解他们自身的优势所在，比如"看你的胸腔挺得真高"，或者"我感觉你站得很稳当，显得很结实"等。然后可以引导他们去了解你希望纠正的一些方面："你能看到一侧肩膀比另一侧高了吗?"随后开始进入其他评估细节。大多数客户一开始都不愿意审视自己，他们有许多的"不满意"，但当他们注意到自身结构的不对称，特别是我们用上述非批判性语言向他们介绍这种不对称时，许多人便会开始被其吸引。

让我们在一些客户身上练习基本的评估词汇：可以在阅读本书中的相关内容之前，用手覆盖每张图片（图1.5~1.8）下

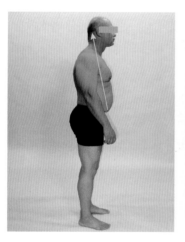

图1.5　这名男子肌肉发达，表现出极大的魅力，但他的胸廓相对于骨盆前移，头部相对于胸廓前移。如果他的背部肌肉不能提供足够的站立性张力，他就不能保持这样的姿势

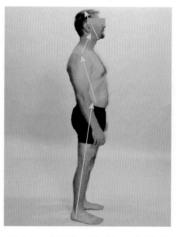

图1.6　同样，这是一个强壮挺拔的个体，但也存在一些结构问题。他的双腿前倾，骨盆相对于双足向前偏移。胸廓向后倾斜（使腰部向后弯曲），颈部向前倾斜，头部向后倾斜。阶梯性交替倾斜形成了一种平衡，但不是一种理想的平衡，因为它涉及太多的肌肉缩短

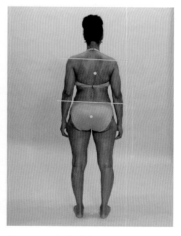

图1.7　这位身材匀称的年轻女士表现出了一些有趣的现象。由于骨盆向右倾斜，她的胸廓和头部相对于骨盆向右偏移，而骨盆则支撑在功能性缩短的右腿上。她的胸腰连结处有一个左侧弯曲。就像小孩一样，问题节段经常大喊："这不是我的错！"要真正解决这位女士左肩反复出现的疼痛，就需要松解她的右腿

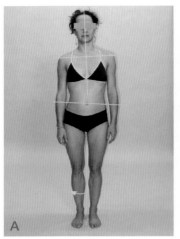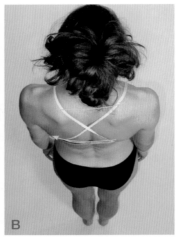

图 1.8 这位年轻的女士显然已经将核心训练得很强壮，并且很匀称，但肩带的右倾和骨盆的左倾告诉了我们一个不同寻常的结构失衡和不稳定的故事。这种倾斜和弯曲通常是旋转引起的，我们可以在图 A 中看到她的右小腿外旋。然而，当我们俯视她的身体时，可以看到真正的旋转情况（B），我们可以清楚地看到骨盆相对于足向右旋转，胸廓相对于骨盆向左旋转，以及肩部相对于胸廓向右旋转

面的分析，写出你看到了什么，再对比图注内容进行学习（书中的分析只针对每张图片中一些相对明显存在的问题）。

培养技能最好的方法是在你的客户或朋友身上多加练习，通过观察他们或通过照片（如果你为你的治疗客户拍摄记录照片）不断地进行技能的提升。在提升技能时，要找出明显的差异。但没必要拿出千分尺来测量客户两侧髋关节存在的差距，要记住微小差异即使存在，也不一定会造成功能上的问题，那么这种微小的差异就随它去吧！

下一章将对这些基本技能进行一些升级，并开始分析软组织。

参考文献

1. Judith Aston, *Aston Postural Assessment Workbook* (San Antonio: Therapy Skill Builders, 1998). W.H. Sheldon, *The Varieties ofHuman Physique* (New York, New York: Harper &Brothers Publishers, 1940). Stanley Keleman, *Emotional Anatomy* (Berkeley, California: Center Press, 1985). R.M. Alexander, *The Human Machine* (New York: Columbia University Press, 1992).

2. M. Morrison, "Structural Vocabulary," *Rolf Lines* (Winter 2001).

3. Thomas Myers, Anatomy Trains (Edinburgh, United Kingdom: Elsevier, 2009). This book also contains an expanded version ofthis method with a number of examples.

4. J. Sultan, " Toward a Structural Logic—The Internal-External Model" *Notes on Structural Integration* 86:12–18, 1986. (Available from Dr. Hans Flury, Badenerstr 21, 8004 Zurich CH). Stanley Keleman, Emotional Anatomy (Berkeley: Center Press, 1985). Judith Aston, *Aston Postural Assessment Workbook* (San Antonio: Therapy Skill Builders, 1998). Leopold Busquet, *Les Chaines Musculaire*, Tome 1–1V; Freres, Mairlot, Maitres et Cles de la posture. 1992.

5. Malcolm Gladwell, Blink: *The Power of Thinking Without Thinking* (New York: Back Bay Books, 2007).

第二章
主观因素

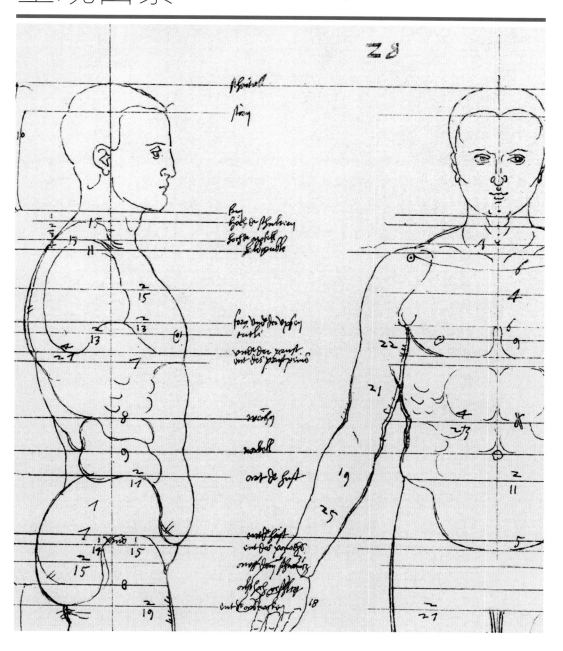

在上一章节，我们介绍了身体解读的方法——视觉评估。重要的是要记住，我们提供了很多注意事项。

- 要非常谨慎地为直立、平衡或对称的姿势赋予道德评判——这些属性具有指导意义，但不是目标。
- 要特别注意，不要把客户看作是一连串错误或问题的集合——从生物学和功能上讲，他们能够选择你的服务并有能力支付就已经说明他们很成功，因此，至少要像了解他们的问题和症状一样清楚他们的优势和资源。
- 在无 X 线检查的情况下利用体表的骨性标志对骨骼进行评估，会显示出诸多操作人员间的差异性，这种差异不仅存在于按摩治疗师之间，在物理治疗师、脊骨神经医师和整骨治疗师人群中也是如此。
- 对站立姿势的评估只是一种较为准确且接近真实的功能性动作评估方法。站立是一种揭示功能的动作。
- 我们所提出的方法只是众多有效的视觉评估方法之一；我们希望有一天我们呈现的形式是客观的，但目前还不能说我们已经做到了。

为了寻求这种客观性，我们用骨骼位置来设置描述用语，用以呈现骨骼在空间中的位置关系。

我们的观点是，尽管这些位置关系会在运动中发生改变，正如赫拉克利特（Heraclitus）警示我们的那样："人永远不能两次踏入同一条河。"但在运动和姿势中总会有一些可识别的特征——有点类似口音，人们会一次又一次地重现某些特征。

大多数疗法的目的是用某种方式打破这些神经 – 肌筋膜模式，使这些关系发生根本改变。反过来说，尽管听起来有点消极，如果一种疗法没有以某种方式改变这些基本关系，其结果很可能是暂时的，对治疗师和客户来说都不会满意。

（此处我需要说明的是，我个人所知道的，从最具医学专科性到最全科性，从最具循证依据到最迷信的所有疗法都能够带来深刻的改变，或者对这些根深蒂固的模式的表象做出些许改变。关键是怎么做，而不是对什么做。）

但我们的观点是，你越能看到和感受到身体中的这些模式，你就越有机会分析出它们与整个身体的联系，因此你就越有机会从根本上解决姿势上的问题。

为了了解骨骼在空间中位置的微妙之处，我们使用了 4 个通用术语——倾斜、弯曲、旋转和偏移——以非常具体的方式明确身体各部分之间的关系。你可以在上一章或在《解剖列车》（*Anatomy Trains*）

（Elsevier，2020）的第十一章中复习这一部分，也可以通过 www.alatiytrains.com 上面提供的 BodyReading101 视频集进行复习，其中有许多例子供你实践参考。

对于任何既定的模式，掌握姿势位置的共同因素只是实现软组织策略多个步骤过程的步骤一。在接下来的章节中，我们将讨论步骤二：哪些软组织可以形成或维持骨骼的位置？

虽然这些模式可以源于个别肌肉（在大多数情况下是指神经模式）、韧带或结缔组织结构（包括大脑硬膜或器官附着于体壁的结构），但本系列的后续文章将研究肌筋膜连接形成的纵向经线（源于解剖列车的理论基础）可以创造和参与的各种模式。换句话说，我们将逐一研究一些姿势模式。

我们将讨论这个过程的后续步骤——根据最初对客户的评估，整合完成一个故事，形成一个策略（无论是一个动作、一次治疗，还是一系列治疗），而后重新评估以确定或修改你的策略——但这些技能更适合在课堂上传授。本章，让我们对上述内容做一些优化，并谨慎地深入研究身体解读中的主观和心理因素——空间医学中的躯体情感学领域（somatoemotional realm）（你能"谨慎地"深入研究吗？虽然这在表达上有明显的矛盾，但这是我们每天在实践中有意识地去做的事情）。

在上一章中我们知道弯曲和倾斜可以是向后、向前或向左、向右（矢状面和冠状面），偏移可以是所有这些加上向上或向下，旋转（大多数人身上发生的一系列复杂事件，我们只能在此简单提及）可以是围绕一轴向右或向左，或在成对结构中向内侧或外侧（都在水平面或横截面中）。

可以看到，仅仅使用这 4 个描述用语就可以对整个身体进行详细描述，或者简单地勾勒出一个模式的主要特征。下面是一副图表，图片 2.1B 是我们在课堂上常用的那种（不要拘泥于此，我们经常根据学生的建议改进这些图表）。这些标记显示了我们开始时看到的倾斜、弯曲、旋转和偏移；针对某一情况的预计策略你可以用另一种颜色标记，或在另一张纸上标记。

4 种骨盆位置类型

像足部和肩关节一样，骨盆也有很多复杂的解剖学细节，这些细节无法在本章中呈现。然而，有一个因素需要注意，骨盆处于身体中心的位置。

我们假设倾斜是骨盆相对于股骨的倾斜，即前倾相当于髋关节屈曲，后倾相当于髋关节伸展，并且要记住骨盆向前或向后偏移是指相对于穿过踝关节垂线的位置，这样我们就可以得到以下 4 种骨盆位

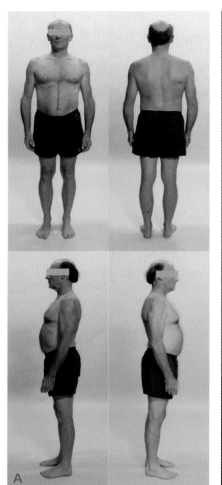

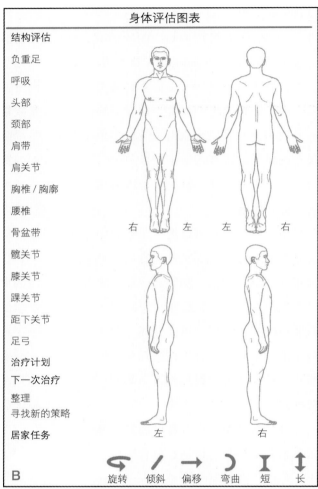

图 2.1　标记显示了我们开始时看到的倾斜、弯曲、旋转和偏移；针对某一情况的预计策略可以用另一种颜色标记，或在另一张纸上标记

置类型。

后移 / 后倾（图 2.2A）。因为骨盆后倾，这种模式通常表现为腰部生理曲度（弯曲）变平，而且没有饱满的臀部。这种情况曾经只是在水管工和伐木工身上被发现过（当他们的牛仔裤下垂并露出腰部

时，这种姿势在臀部中间形成类似"垂直微笑"样的弧形），而越来越多的在电脑前的不正确坐姿（坐在尾骨上）正在让这种姿势模式越来越常见。

后移 / 前倾（图 2.2B）。在学步儿童身上十分常见，髋部被向后推，但耻骨随

着屈髋被下拉。这种模式对于蹒跚学步的孩子来说是正常的（尚未在腰肌复合体和深层外旋肌间建立平衡），但如果你在成人身上看到，人们可能会怀疑他存在神经系统缺陷或躯体情感不成熟。

前移 / 前倾（图 2.2C）。这种模式在腰部造成了很大的压力，而在前部产生了很大的张力。治疗师需要沿着这个人躯体后部的筋膜线进行松解，并对前侧浅层肌群和核心肌群进行一些调整。这种向前倾姿势正是艾达·罗尔夫和约瑟夫·普拉提（Joseph Pilates）经常提到并试图纠正的。

前移 / 后倾（图 2.2D）。也许是看到的最普遍的姿态——前移，因为我们总想在这个世界上取得成功，而你也因此需要不断绷紧身体保持警觉。这张照片可能具有欺骗性，因为伴随前移，骨盆可能看起来是向前倾斜，但通常再看一眼（抱歉，看看你的一些做瑜伽、普拉提或健美运动

的客户，看看他们你就知道了），你会发现这些人的骨盆是向后卷的（像夹着尾巴似的），盆底或周围的韧带过于紧张，尽管他们做了很多练习，但身体并未获得最大放松。那么，你在帮助哪种类型的人呢？这些策略各不相同。有关这些骨盆类型的更多详细信息，请访问 Liz Gaggini 的网站 www.connectivetissue.com。

体重在足部的分配

躯体解读的另一个重要因素是体重落在足部的位置。值得一问的是，躯体重量落在每只脚的哪里——足内侧或外侧、前足或后足——这关系到我们软组织的应对策略，此外也要考虑重量落在两只脚之间的哪里。通常情况下，人们习惯一侧足负重远大于另一侧足。快速而简便地在两侧足正中间画一条假想的穿过身体的垂线，

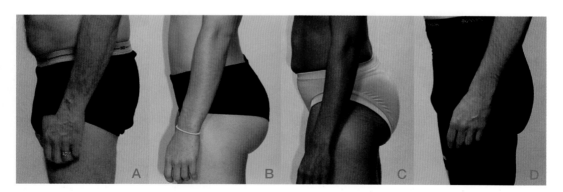

图 2.2　每种骨盆位置类型都形成于个性化的姿势，但每种类型都有一些共同的特征——都能反映出个体的结构和心身特征

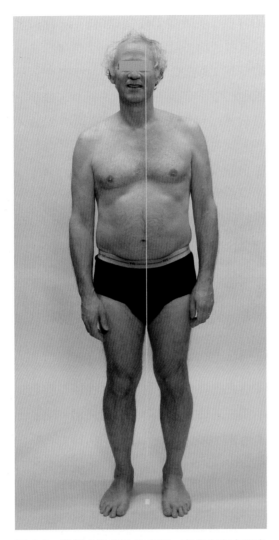

看看身体在这条线两侧的分布情况。有些人两侧很对称，但在一些人身上，这条线会直接穿过一侧眼睛，这是他们一侧足负重更多的明显表现（图2.3）。

唯一能确定的方法是把两个体重秤并排放置，让客户两侧脚分别站在两个秤上面，直视前方。这两个体重秤的读数加起来等于客户的体重，两个秤之间的读数差异以磅（或千克，方便即可）为单位。让他们移动身体，直到两个读数相同，因为他们已经习惯了平常称体重时的站立方式，所以他们可能会说"感觉一条腿承重更多"。

另一个需要实践才能看到的模式是，一个人更多的重量落在一侧的趾跖关节（脚掌）和另一侧的足跟上，压力板评估是获得这种模式的准确数值的唯一方法。通过实践，你可以在客户站立几分钟后观察到这种模式。此时，由足向上观察，你会发现在这种模式中几乎所有客户都存在骨盆或脊柱的旋转。

图2.3　像图中这个人的表现，有些客户表现出明显的单腿负重；有些客户因为存在相对倾斜或相对弯曲，解读起来更复杂。纠正这些问题可能有些困难，原因有二：一是客户对这样的体重分布习以为常，所以从神经学上来说，他们很难改变这种习惯；二是也许有一些原因导致负重减少一侧的腿不能支撑体重，所以必须先解决这样的问题

圆柱体 / 内旋与外旋倾向

虽然以下模式可以用倾斜、弯曲、旋转和偏移来描述，但观察身体是如何旋转的则用圆柱体（cylinders）更容易描述（图2.4）。想象下半身由两个圆柱体构成，这很容易——我们的两条腿基本就是圆柱形

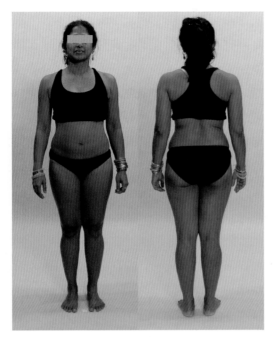

图 2.4　在这里，我们看到躯干中的"圆柱体"相互对抗的示例。两侧髋部从前面看起来窄而从后面看起来较宽，但两侧腰部圆柱体的旋转则相反——前面看起来宽而后面看起来窄。第 3 腰椎这两种趋势发生冲突的部位——可能存在问题，圆柱体停止向外侧旋转并开始向内侧旋转

的。我们的腿部圆柱体可以向内旋转或向外旋转，并且它们有足够的独立性，一侧向内旋转时另一侧可以向外旋转。

想象一下，将这两个圆柱体从躯干向上延伸到双侧肩部，这样每侧髋部、腰部和肋部都会成为同侧圆柱体的一部分。当然，这只是一个比喻，一个想象——但这个想象很有用。如果圆柱体内旋，那么人体的这一部分，从后面看就会变宽，而从前面看就会变窄。如果圆柱体外旋，那么

这一部分从前面看更宽，从后面看更窄。这些类型对应于约翰·乌普莱格（John Upledger）颅骶疗法中屈曲 – 伸展偏好模型（将圆柱体向上延伸到头部），或简·苏丹（Jan Sultan）的向内与向外模型假说。

这些圆柱体的每一部分都可以在一定程度上独立转动——常见的是有人胸部狭窄（就像两侧肋部和肩部圆柱体向内旋转），同时腹部宽大，膝关节向外旋转（就像从腰部开始以下两侧的圆柱体都向外旋转）。你会在这些圆柱体模式中观察到很多变化。

针对这些圆柱体模式的软组织策略的基础很简单：加宽变窄的部分，调整和内收变宽的部分。当两种趋势相交时，情况就会变得复杂：通常会有一个比较麻烦的部位——要么是固定且无法活动的，要么是让客户感到疼痛的。松解上述圆柱体模式是解决麻烦的先决条件，因为这个部位正在尽最大努力应对强大的、反向的力。

基本平面的平衡

这是身体解读中最容易做的部分之一，所以在教实践者进行身体解读时我们把这一部分放在了前面。然而，它可以揭示很多信息，并给你的整体策略一个重要的方向。

在 3 个基本平面上划分身体，可以得

到 3 个可以比较的"半边"：左 / 右、前 / 后和上 / 下。从正面、侧面和后面观察你的客户是一个很有用的方法，这样可以快速检查出对客户来说问题最大的平面。

左和右是最容易评估的，因为它们在解剖学上是最对称的。左右对比如何？有些人有明显的异常现象——一侧肩部或一侧髋部比另一侧高，而另一些人在右侧和左侧之间的差别则更细微。

让客户转向一侧，对比身体前后（图 2.5）。身体前侧和后侧在解剖学上并不对称，但在动态姿态上还是需要相互平衡。

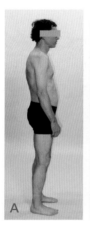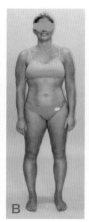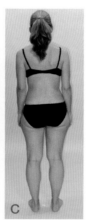

图 2.5　这里我们观察一下示例中存在的前 / 后（A）、左 / 右（B）和上 / 下（C）的不平衡。在 A 中的模特，与后面相比，前面的位置严重向下。尽管 B 图中的模特的运动能力很强，但她的左右两侧明显不同。试着先盖住她的右侧半身，然后再盖住她的左侧半身，看看有什么不同。C 图中的模特，与骨盆和腿相比，其肩部和肋部看起来略显瘦弱。再说一遍，这些不平衡不存在道德上的谴责。这只是他们身体故事的一部分，我们的工作是为这个人体故事带来新生

通常前面看起来比后面更低，身体各节段之间存在的大量前 / 后偏移表明前 / 后的平衡不佳。

现在从客户后面观察。这一次，看看上半身和下半身的平衡情况，通过腰线的平面将身体分为上下两个半边［这条腰线的具体位置不同的个体可以各不相同，既可以是帝政裙式高腰线，也可以是刚好在髂嵴上方的腰线］。相比下半身，上半身是否成比例地增大，反之是否亦然？一种可以清楚观察这一点的方法是，用手或剪贴板遮住图片中模特的下半身，然后观察上半身。然后遮住上半身，观察下半身——这与你设想的一致吗？上半身和下半身比例是否合适，还是相对而言另一半显得过大？

那么，下面的内容有点简单，但是看看它对你是否像对我一样有用。人体左右两侧的差异经常来自两侧强弱的不同，哪一侧更强势，哪一侧更弱势，两侧的巨大差异类似性别的差异（即男性倾向与女性倾向）。这种差异可能在不同的人身上以多种方式表现出来，但无论以何种方式表现都不是"错误的"，你会发现这种二分态在他们的生活中无处不在。这些知识可以帮助你，也帮助他们解决矛盾，或者至少让他们身体的左右两边更好地结合在一起。

有严重前后失衡的人在公开场合和私

下的举止行为有明显区别——他们想对外展示什么，又试图隐藏什么。例如，有类似拿破仑复杂性格的人（既自大又自卑）可能身体前部会膨胀，让自己显得强大，而没有意识到自己从后面看起来有多弱小。

强烈的上／下二分法似乎与内向／外向性格相对应：上半身比例较大的人，通常是外向的人；而下半身比例较大的人，通常是内向的人。

体型类型

这个论述内容较多，需要在其他内容中讲解，但是可以利用外胚型（Ectomorphic）、中胚型（Mesomorphic）、内胚型（Endomorphic）三种体型对客户进行分析（图 2.6）。虽然瘦弱、肌肉发达和肥胖是描述这些体型的最简单方法，但事实要复杂得多。

外胚型体型的人更多会倾向于皮肤和神经系统，并且反应会敏感一些；中胚型体型的人更多地与偏向于血液和肌肉系统，并且行动力强；而内胚型体型的人更多地受他们的器官和直觉的支配。如果将三种体型作为端点则构成一个三角形，每个人都能在其中找到相应的位置。

如果你的客户体型接近在三角形的中心，这种分类对他来说可能没用。然而，

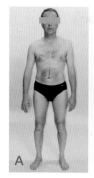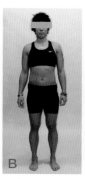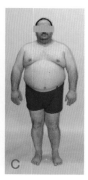

图 2.6　体型趋向外胚型体型（A）、中胚型体型（B）和内胚型体型（C）的例子

如果其强烈趋向于这些体型中的一种或其他类型，了解每种体型对软组织改变的不同反应是有用的。关于这些类型的基本信息在很多地方都可以找到［如果你熟悉阿育吠陀（Ayurvedic）医学，这些体型与督夏（Doshas）——与人体内循环并支配着生理活动的能量相对应］，但基础理论来自威廉·谢尔登（William Sheldon），并记录在《人类体型的多样性》（*The Varieties of Human Physique*）中。

方向导向

有些人更偏向于脚踏实地，然后以此向外探索。有些人则倾向于和他人接触或直接融入环境来确定自己的方向，然后从这种关联中找到他们的立身之法。一个简单的测试可以确定客户是哪一种方向导向（不确定的结果表明两者之间的平衡）。

站在客户身后，要求其轻轻地、反复地用脚掌跳跃。不用跳得多么高或者多么好。进行两次测试，数秒内连续跳动并重复下述动作：①当其向上跳时，扶着其肋侧将其轻轻推高；②当其向下落时，压着其肩膀将其轻轻向下压。哪个动作产生了更有效的结果——下压还是推高？轻轻下压导致更有效的回弹是属于脚踏实地导向的人；轻轻推高会带来升高与快乐则属于周围环境导向的人。

呼吸倾向

呼吸模式通常表现为徘徊于呼吸周期的一端（图2.7）。滞留于呼气端的人倾向于沮丧和内省，其过分看重自身内心世界；而滞留于吸气端的人倾向于表面的热忱，过分看重他人的印象与反应以感知自我。各种各样的艺术家都倾向于前者，后者经常出现在汽车推销员、电视脱口秀主持人和政治家中。

围绕受影响的部分进行软组织处理，以及对缺失的呼吸部分进行再教育，通常可以帮助这些人恢复平衡。

身体成熟度

从希波克拉底（Hippocrates）的"四种体质"到威廉·赖希（Wilhelm Reich）

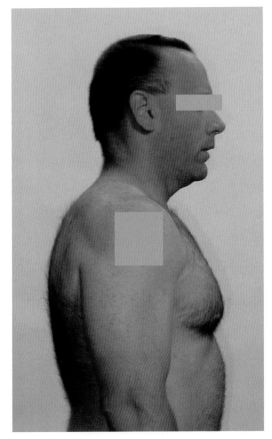

图2.7　有一些人在呼吸天平的吸气端附近徘徊。这张图片显示了相反的情况——有些人在呼气末端附近徘徊

和紧随其后的生物能量学家，围绕体型和心理学的分类涌现出许多学术体系。掌握骨骼几何学中的这种模式（正如我们已经掌握的）和理解肌筋膜经线的张力模式（正如我们将在随后部分中要介绍的）可以带来不同水平的观察能力和更高水平的治疗。高质量的手法与动作治疗可以为客户带来很多显著的改变，其中之一是与身

体的成熟度有关。

你能看出图 2.8 中这位年轻女士的骨盆看起来比她的其他结构更"年轻"吗？你能看到在图 2.6A 中的中年男士的姿势模式内潜在的小男孩形象吗？这样的观察在临床上有用吗？

实现潜力

在这一章中，我们已经从低效的人体生物力学矫正上升到躯体心理学的层面。我们认为，这两者是密切相关的，能够发现这些限制因素，分析出潜在的模式，并了解这种潜能，是下个世纪的手法治疗师更重要的工作之一。

我并不是特别建议你在客户面前扮演心理治疗师的角色，但是要简单地认识到身体模式试图表达的心理状态可以在你未发一言的情况下促进改变。和大多数治疗师一样，我见过许多这样的模式，我有幸看到它们在我的手中发生变化，但治疗师只是作为这种变化的促成者，而不是作为心理治疗师去治疗。

虽然解剖列车肌筋膜线图并没有特别的发展，但它却是观察这种潜在模式的一种方法。有关纵向肌筋膜线的细节我们将在下一章进行讨论。

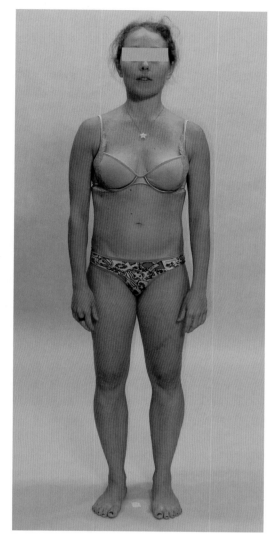

图 2.8 这位年轻女性的骨盆看起来比她的其他结构更年轻

参考文献

1. D. Hollerwöger, "Methodological Quality and Outcomes of Studies Addressing Manual Cervical Spine Examinations: A Review," *Manual Therapies* 11, no. 2 (May 2006): 93–8.

2. M.A. Seffinger et al., "Reliability of Spinal Palpation for Diagnosis of Back and Neck Pain: A Systematic Review of the Literature," *Spine* 29, no. 19 (October 1, 2004): E413–25.

3. Michael T. Haneline, DC, MPH, and Morgan Young, DC, "A Review of Intraexaminer and Interexaminer Reliability of Static Spinal Palpation: A Literature Synthesis," *Journal of Manipulative and Physiological Therapeutics* (June 2009).

4. Judith Aston, *Aston Postural Assessment Workbook* (San Antonio: Therapy Skill Builders, 1998).

5. Thomas Myers, *Anatomy Trains* (Edinburgh, United Kingdom: Elsevier, 2009).

6. Thomas Myers, "Kinesthetic Dystonia," *Journal of Bodywork and Movement Therapies* 2, no. 2 (1998): 101–14.

7. L. Gaggini, *The Biomechanics of Alignment*, 6th ed. (Boulder: Connective Tissue Seminars, 2005). Available at www.connectivetissue.com.

8. Jan Sultan, "Toward a Structural Logic—The Internal-External Model," *Notes on Structural Integration* 86 (1986):12–18. Available from Dr. Hans Flury, Badenerstr 21, 8004 Zurich CH.

9. W.H. Sheldon, *The Varieties of Human Physique* (New York: Harper & Brothers Publishers, 1940).

10. This orientation work from Hubert Godard is available in English in the book *How Life Moves*, by Caryn McHose and Kevin Frank (North Atlantic Books, 2006).

11. Here are some references for this type of work: W. Reich, *Character Analysis* (New York: Simon and Schuster, 1949); Ron Kurtz, *Body-Centered Psychotherapy* (San Francisco: Liferhythms: 1990); Stanley Keleman, *Emotional Anatomy* (Berkeley, California: Center Press, 1985); A. Lowen, *The Language of the Body* (New York: Hungry Minds, 1971); Thomas Hanna, *Somatics* (Novato, California: Somatics Press, 1968).

第三章
前表线

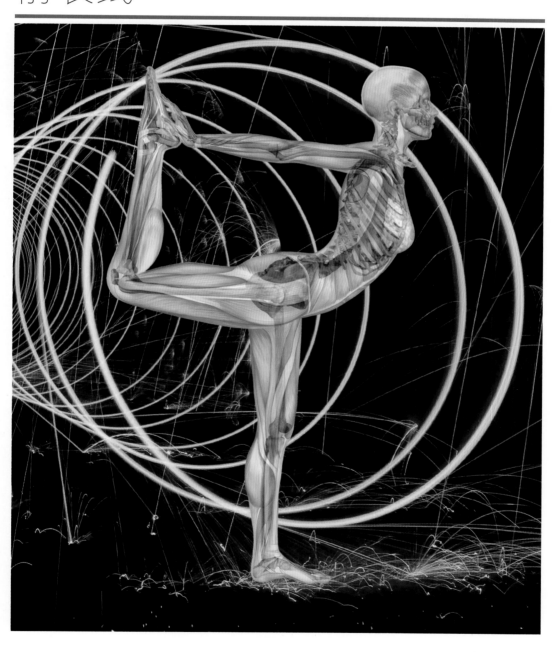

到目前为止，我们概述了一种解读人体姿势代偿的方法。任何一种全面的视觉评估都需要将直观的形式与更直接、客观的体格检查相结合——一个人的整体比单个部分之和更为重要。

在姿势、结构、生物力学模型的大多数迭代中，我们考虑更多的是骨骼的复位、韧带或肌腱的延展性、肌肉的张力或功能。在接下来的内容中，我们将专注于解剖列车连贯的肌筋膜力量传导链，通过这种方式我们能够更全面地看待人体结构，而不仅仅围绕单个部分。

这一观点启示我们在临床思考和应用时要考虑到整个筋膜张力，以及相邻筋膜平面内和平面之间的特定联系。但这并不表示我们要抛弃任何关于单个肌肉的知识，而是需要在肌肉和周围的筋膜结构中加入连续性和滑动的概念。

前表线——它是什么？

我们第一个要讨论的是前表线（superficial front line，SFL），构成前表线的筋膜和肌肉组织横跨我们身体的腹侧：从足趾前端到髋关节前侧，再从耻骨一直延伸到颅骨两侧（图 3.1A 和 3.1B）。

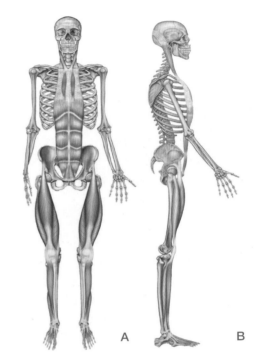

图 3.1 （A）前表线是一条延伸到腹部较多敏感区的肌筋膜线；（B）前表线的侧面观——显示它从耻骨沿两侧向上延伸并环绕颅骨后部

解剖列车线可以用 3 种方式来解释：一条链、一个平面或者一个实体。当我们以一条链的形式来看待它时，前表线可以被视为一条从一个站点到另一个站点的铁轨：从足趾前端上行经过支持带下到达膝关节深层，从膝关节深层穿过大腿到髋关节前部。第二部分的第一个站点位于耻骨，下一个站点位于第 5 肋和第 6 肋，之后的站点位于胸骨顶端，最后一个站点位于耳郭顶端后面的颅骨的星点[1]附近。

(1) 注：星点位于颞骨、顶骨和枕骨的连接处。3 条颅缝在星点汇合。在颅骨内，这是小脑幕的一个主要连接点。在颅骨外，它是胸锁乳突肌在乳突上面的主要附着点。星点状似一个指尖大小的酒窝，通常位于耳后 1 英寸（约 2.5cm）的位置。

定义前表线功能的一种方法是想象这些站点彼此越来越近，使我们向前弯曲，同时脚趾过度伸展，下巴向下靠近胫骨，这就意味着我们的上颈部需要过度伸展（图3.2A）。拉伸，使这些站点彼此远离，足背绷直呈现眼镜蛇式，这一过程需要一个深度的脊柱后弯，最终呈现出上犬式的动作（图3.2B）。在这两种极端姿势下，前表线需要与其他线相互作用，特别是身体背部的后表线（我们将在下一章讨论），以及体侧线、螺旋线和功能线。

把前表线看成一个筋膜平面，想象一下我们把塑料保鲜膜包裹在身体上。这样看来，前表线包括整个身体的前部：第一部分，足背部、小腿前部（包括胫骨前部的筋膜、膝关节周围的筋膜、大腿前部的阔筋膜）；第二部分从髂前上棘和耻骨处的腹筋膜延伸至胸颈部筋膜（图3.3）。

或者，我们可以将前表线定义为一个实体，如图3.1所示，一系列相连的肌肉在浅筋膜平面下从一个站点延伸到另一个站点。

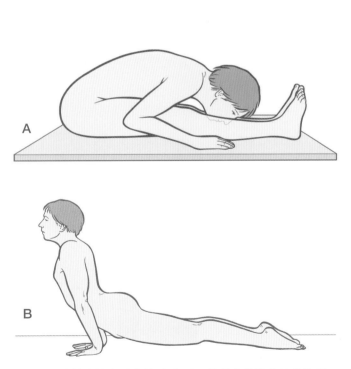

图3.2　将前表线点对点拉近（A）；将前表线站点彼此拉开，会形成上犬式或眼镜蛇式（B）

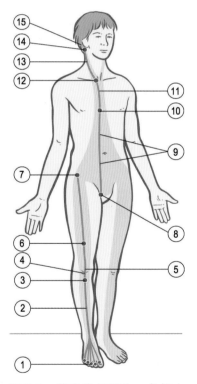

图3.3　前表线如图为一条拉力链（从编号1到编号15）和一个更表浅的筋膜组织平面（阴影部分）

- 胫骨前肌和趾长伸肌

- 股四头肌复合体

- 腹直肌和腹部浅筋膜

- 胸骨、胸部筋膜以及周围肌肉

- 胸锁乳突肌及其向上延伸的筋膜，直至颅骨的星点

不管怎样，前表线都存在结构和功能上的连续性。

在评估前表线的情况时，首要考虑的是：前表线的天然保护性功能。前表线沿途有人体最敏感的部位：咽喉、乳房、柔软的下腹部、生殖器、腹股沟（图3.4），前表线部位的皮肤非常敏感。在人类的进化史中，我们的祖先腹部向下，一直朝向地面，感受来自大地的振动。现在胸腹部位于我们身体的前方，感知正在进入的空间。

综上所述，前表线对外来威胁高度敏感就不足为奇。惊吓反应可以被视为一个猛烈的收缩，将乳头和耻骨拉得更近（图3.5）。这样的反应使得相对不太敏感的背部暴露出来，对抗攻击，同时也能在摔倒时保护脊柱。并且这个状态下我们仍然能保持警惕，以便我们观察周围环境。这不仅仅是人类特有的反应，在其他哺乳动物中也同样存在。

然而，其他哺乳动物在意识到危险已经消失后，惊吓反应也会随之消失。比起外部环境，人类对自我创造的内在环境更为敏感（计算神经元所得），即使在最初的危险消失多年后，对危险的反应也会继续保持，因为这些威胁会在脑海中不断重现。

因此，对前表线最常见的解读是分析

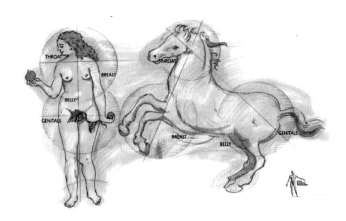

图3.4 前表线保护非常敏感的部位——乳房、生殖器、腹股沟、柔软的下腹部、咽喉——因此它与防御性休克和精神创伤有关

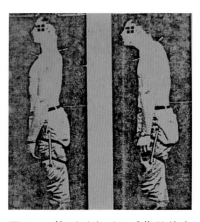

图3.5 惊吓反应可以看作是前表线的猛烈收缩

这种惊吓反应模式：头部向前，胸部下沉，腹部收缩，骨盆后卷（图3.5）。每周，甚至每天，这类反应都会以各种形式在办公室中呈现，无论你用什么方法来缓解这种紧张，都是一个值得做的事情。

人体解读的红旗征

让我们由下向上从足部开始考虑这些红旗征。我们将利用一系列的身体问题来考虑与前表线相关的情况。

是足弓塌陷了吗？足旋前了吗？如果足弓塌陷，足部向内倾斜（图3.6），通过刺激胫骨前肌的深层，结合运动、矫正和姿势调整，或许可以激活肌肉功能以更好地支撑足弓。

踝关节是在背屈位置吗？理想情况下，小腿大致垂直于足的上方。如果小腿像穿着滑雪靴一样向前倾斜（图3.7），那么可能是因为胫骨前肌和趾长伸肌缩短，或者它们被卡在了足部筋膜中的支持带下。

膝关节过伸了吗？膝关节被过度向后，形成膝关节过伸（图3.8）。这是一个涉及全身模式的问题，而不仅是膝关节的障碍，因此需要进行全面的处理。我们会在之后的章节中具体地讨论这个问题。前表线中与膝关节过伸联系最为紧密的为股四头肌，特别是股中间肌，所以为了放松这些位于深层的稳定肌，我们的干预必须向下到达股直肌的下方。

骨盆是在双脚的前方吗？骨盆相对于足的前移在快节奏生活的城市化人群中是很常见的模式（图3.9）。当我们在股骨

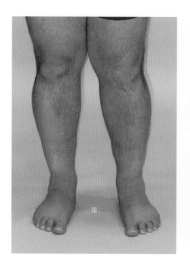

图3.6　足弓塌陷

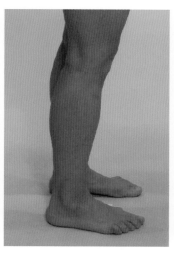

图3.7　踝背屈位置下的小腿

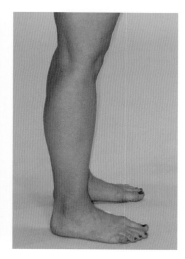

图3.8　膝关节过伸

大转子处放下铅垂线时，它是穿过踝关节还是落在踝关节的前方？如果它明显落在踝关节前方，那这个人需要学会把重心放回来。

骨盆前移与焦虑或被追赶时的身体感觉是相互作用的。从足趾到骨盆上提整个前表线下半部分的组织，对帮助我们维持平衡站立非常有帮助。

骨盆是在前倾的位置吗？如果耻骨看上去像是被向下拉，或者下背部的组织表现出缩短或被向上提，可能是出现了骨盆前倾（图 3.10）。虽然股直肌，或前表线的缝匠肌，或阔筋膜张肌分支线问题会导致这种模式，但骨盆倾斜更多的是核心肌群的问题，我们将在后面的章节中讨论。如

果仅仅处理前表线的问题，那么不会有明显的改变，除非松解腰大肌复合体——前侧的内收肌、髂肌、耻骨肌和腰大肌本身。

腹部是不是缩短了，同时胸部有被向下拉的感觉？腹部缩短的标志是胸骨与耻骨之间的距离变短，胸骨与肋骨之间的角度与正常相比变小，这可能是由于前表线及前深线（核心组织）紧绷所致（图 3.11）。有些模式是由我们上面所提到的惊吓反应所产生的，有些则是由太多的卷腹练习产生的。处理肋弓周围的组织会有一定的帮助，但干预腹部筋膜的深层组织能更大程度地减轻这种模式，这些组织与腹横肌和脐部筋膜的联系更为紧密。

前胸有没有呼吸受限？前表线短缩的

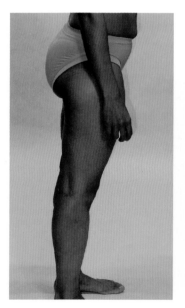 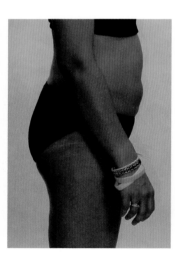 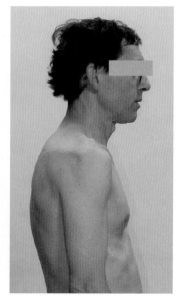

图 3.9　骨盆前移　　　　图 3.10　骨盆前倾　　　　图 3.11　腹部缩短

一个常见影响是呼吸受限。我们已经讨论了前表线对惊吓反应的体现，所以有时很难判断呼吸受限是由于前表线的紧绷限制了胸廓的活动，还是由于害怕（可能已经是几年之后了）让这个人胸部没什么起伏，好像不由自主地屏住了呼吸。在任何一种情况下，适当的松动胸骨前部、胸肋关节和胸筋膜周围的组织，不仅有助于增强呼吸运动，也会使人得到极大的放松，甚至有利于情绪表达（图 3.11）。

头向前伸？因为前表线和胸锁乳突肌都是从胸骨顶部延伸到耳后，所以前表线的缩短和受限，尤其是胸锁乳突肌，在很大程度上是导致头前伸姿势的原因。从侧面看，如果头部的重心在胸廓的前侧，随之就会对后背形成很大的压力，这可能是背痛、眼睛疲劳、头痛和颈部疼痛的根源（图 3.12）。

放松颈部后侧浅筋膜，延长胸锁乳突肌，再配合一定的运动再教育，就可以纠正头部的位置。

头部旋转受限吗？如果有严重地头前伸或长期保持该姿势，则会出现颈部旋转受限。在肩部或肋部开始转动前，头部可以旋转多少度呢？理想情况下，在不涉及肩带运动的情况下，头部可以向每侧旋转90°。如果受限度数在25°以下，可以通过牵伸和放松颈部多个层面的肌筋膜来进行干预。干预前表线可以缓解这些受限，

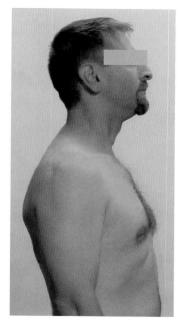

图 3.12　头前伸姿势

有时处理腹部、胸部或腿部肌筋膜也会让头部的活动更加轻松。

当然，前表线并不是单独控制颈部和头部运动的——许多其他的解剖列车肌筋膜线也都通过头部到颈部。我们必须把身体分成几部分才能在这几章中连贯地讨论，可以理解为解剖列车只是一个描述性的地图——身体就是整个疆域。在之后的章节中，我们将多次提到正常的头部位置和功能——因为它对感知、方向导向、心理和动作的轻松程度至关重要。下一章我们将探索后表线，继续解开身体中的其他秘密。

第四章
后表线

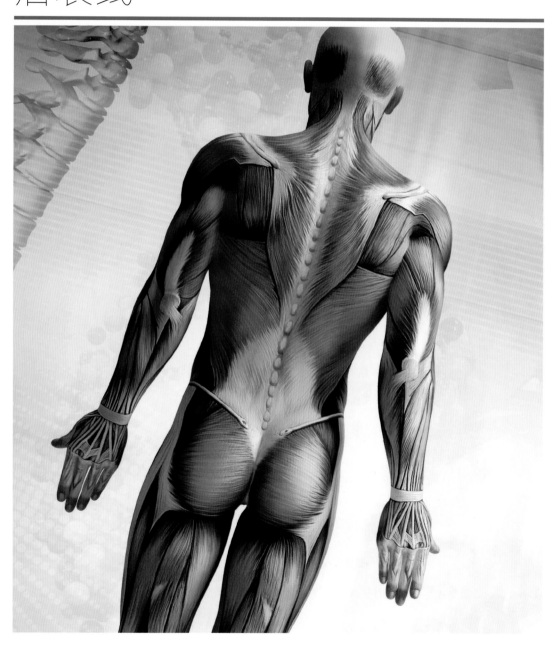

后表线（superficial back line，SBL），是一条从足趾下沿我们整个背面——腿、背部，甚至越过头顶到眉嵴的连贯的力传导链（图 4.1A 和 4.1B）。

下一章，我们将检查体侧线，评估沿身体左右两侧大致对称的肌筋膜悬索之间的不平衡性。在比较身体前侧和后侧时，我们是在对比前表线和后表线，它们应该保持相互平衡，但它们不像两条体侧线一样是镜像的——在结构上不一样，在生理上也不一样，在生物心理学上当然也不一样（图 4.2A 和图 4.2B）。

让我们先从生理差异开始，这只需要 1 分钟。然后我们可以继续到后表线的结

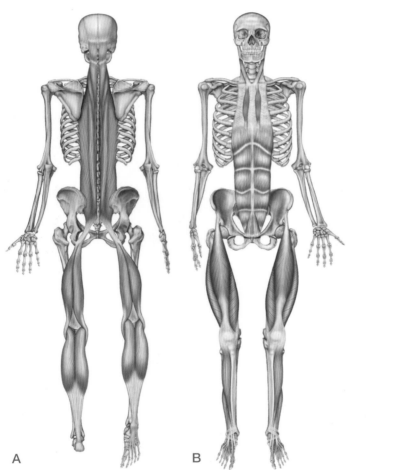

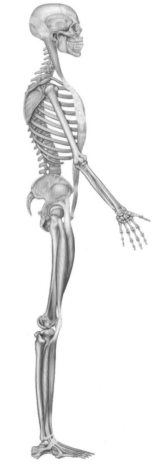

图 4.1　前后肌筋膜经线跨过脊柱垂直轴保持前后相互平衡，但两侧并非镜像对称

图 4.2　两条体侧线也相互平衡，但在冠状轴两侧有相同的骨骼和软组织结构

构分布和前表线 – 后表线的平衡——换句话说，先看解剖和生物力学，再进一步简单看一下后表线作为一个整体所具有的意义，最后介绍后表线在人体解读中需要注意的一些重点。

什么是后表线？

后表线是从足底到头顶的连续的筋膜结构（图 4.3）。在其所经之处，许多肌肉参与并维系这条筋膜线——要么缩短它，要么防止后表线的筋膜索被拉长。站立时，如果我们完全放松，后面的筋膜索就会失去张力，我们就会呈现坍塌姿势或如胎儿样蜷缩。

在足部，足底筋膜与位于其上方的趾短屈肌伴行并被拉紧。筋膜绕过足跟进入跟腱，延伸成腱膜，深层为较强壮的比目鱼肌，浅层为腓肠肌的两个头。它与腘绳肌腱相连，腘绳肌腱是高度腱性和膜性的

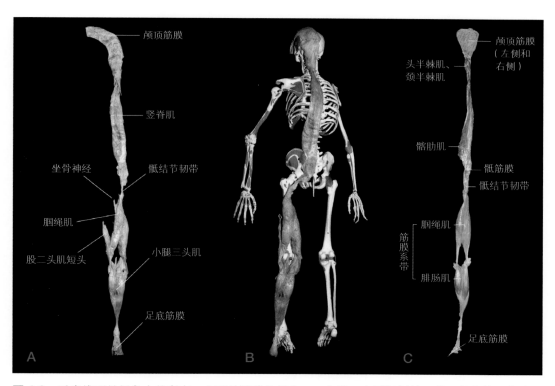

图 4.3　后表线不是想象中的存在，也不是简单的概念——它是一个可解剖的、真正的实体。在这里我们可以看到：（A）经防腐处理的后表线整体标本——熟悉的部位均有标注；（B）同一标本放置在教室骨架上；（C）来自新鲜组织解剖的同一套结构。捐赠者体高约 68 英寸（约 1.67m），但后表线一旦从骨架上解剖离开并摆放，就超过 90 英寸（约 2.2m）长

肌肉，在顶部穿过坐骨结节融入骶结节韧带和骶筋膜。

腰骶筋膜是高度复杂且坚硬的竖脊肌和横突棘肌的筋膜起点，这些肌肉跨越脊柱的长度到头后部。后表线的最终软组织轨道是头皮，头皮主要是由筋膜组织构成，但后表线还包括头后部的小的枕骨肌群（如果你会的话，可以通过它们来移动头皮）和前额抬起眉毛的额肌。

总之，筋膜从趾尖一直延伸到鼻尖，围绕着你的整个背部，形成一个结构和功能相连的筋膜层。它通过身体向前弯曲被拉伸，向后弯曲被激活（图4.4）。

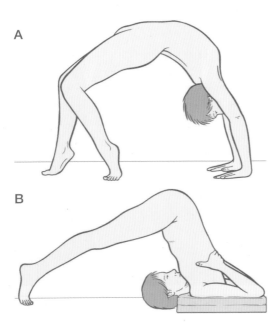

图4.4 后表线通常在身体向后弯曲时被激活，在向前弯曲时被拉伸，与前表线相反

红肌和白肌

我们的后表线有更多的慢收缩、耗氧的耐力肌纤维（因此，血供更加充盈，就像母鸡的大腿和小腿肌肉一样，它们一直在低强度收缩），而我们的前表线肌肉则是倾向于更快收缩、更耗能、更快速激活的肌肉（因此颜色可能更白，就像鸡胸肉一样，这块肌肉可以短暂地强烈、迅速收缩）。在人类，这两种类型肌肉的对比不如在鸡身上明显，所以我们人体的两种肌肉的颜色都是红色的，但有时在解剖时可以看到身体前侧肌肉与后侧相应肌肉在颜色上有明显的区别。

这两条线中的任何一条都会在受惊吓时收缩。在本书最后一章中，我们可以看到，由于惊吓反应前表线强烈收缩时，身体如何蜷缩成如胎儿样的姿势——有时我们不会或不能放松这种收缩，这成为我们"态度"（这个词有双重含义）的一个潜在事实。

相反的俯卧悬垂反射——即朗道反应（Landau response）——在婴儿中也很常见，也可以变成固定的姿势。朗道反应表现为后表线的强烈收缩，背部弯曲，腿和足趾伸展，手和手臂向上、向后伸展，露出手掌。

如果你同时尝试这两种基本反射——先收缩身体的整个前侧，再收缩身体的整个后侧——你会觉得迅速果断地关闭身体前侧更容易，而后表线的强烈收缩则稍慢，协调起来也更难。这是因为前、后侧肌肉中占优势的肌纤维类型不同，前侧肌肉以快缩型肌纤维为主，而后侧肌肉以慢缩型肌纤维为主。

造成这种差异的原因是身体的脆弱部位都在前侧——如我们柔软的下腹部——受到攻击时，需要立即保护，所以惊吓反应很快就会出现。相比之下，背部更结实，不那么敏感。朗道反应更像是一种"逃走"反射——想象一只青蛙因受惊而跳起来，似乎在说："放我走！"

短期内，产生惊吓反应的身体前侧的快缩型肌纤维将战胜稳定而坚韧的后表线并使身体蜷缩。从长期来看，随着身体前侧肌纤维开始疲劳，后表线中的耐力慢速收缩型肌纤维会胜出，从而产生我们将在本章末尾评估的前侧张力与后侧张力相对抗的常见模式。

在正常的、无惊吓状态下站立时，重力线前侧的身体部分较重，同时相较身体后侧部分向前突出更多（即给定寰枕关节为支点，你的面部较头后部重，见图4.5）。因此，为了防止我们向前跌倒或像胎儿那样蜷缩，后表线的肌肉必须在你站立或坐着时都要维持一定程度的收缩。因此，后表线需要更多的慢缩型肌纤维保证沿着我们的背部使我们直立的肌肉具有持

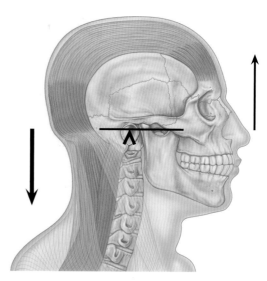

图 4.5　当头部在寰椎上平衡时，头部的前部比后部重得多，因此颈后部肌肉的低强度收缩是不可避免的且必要的，而且是很自然的。过多或过少的张力都会导致头部姿势问题

续的、低强度的张力。

尽管如此，这些不同收缩类型肌纤维的比例因人而异，也许是基因差异，当然也可通过训练来改变：跳远运动员会训练其背部肌肉和腘绳肌，使其拥有更多的快缩型肌纤维，而太极高手可能会通过训练让他的所有肌筋膜线中有更多的慢缩型肌纤维。

后表线和前表线

几乎在全身上下，后表线和前表线都有相反的功能——一般拉伸后表线时需要收缩前表线，反之亦然。如后表线的肌肉

将足趾锚定在地面，而前表线的肌肉则提升足趾，等等。这种相反作用贯穿整个腿部和躯干：后表线收缩使膝关节屈曲，而前表线的收缩使膝关节伸展，等等。这一过程一直延续到下颈部。在这里，后表线的上背部肌肉伸展颈部，而前表线的收缩则使下颈部屈曲。

这一过程中，后表线和前表线采用不同的交替策略。例如，在踝关节处，后表线被拉伸到足跟周围，就像搭着箭的弓弦，因此它将足跟推入关节，而足跟就像踝关节的"髌骨"。在踝关节的前部，前表线组织正试图远离踝关节，它的肌腱必须被支持带紧紧地固定在关节上。在膝关节处，前表线包绕着膝关节和髌骨前侧并向里推，同时腓肠肌和腘绳肌腱之间的连接处正在试图从膝关节后侧向后拉（图 4.6）。后表线和前表线产生了相反作用，但它们之间的力并不是简单的对称关系——它们之间的关系需要对比研究。

惊喜出现在上颈部——通常第 3 颈椎以上，但需要具体情况具体分析，因为后表线和前表线的短缩都会使上颈部过伸。这说明了为什么以亚历山大技术为主处理头部回缩和头前伸姿势如此普遍：后表线和前表线收缩模式都会形成这种模式。只有前深线（别走开，我们后文会讲到的）上的颈长肌和头长肌才能对抗这一趋势，所以先放松这些浅层肌肉，然后加强颈部

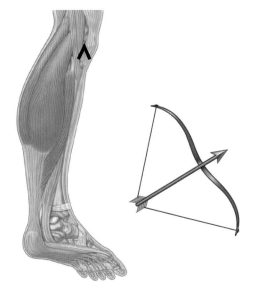

图 4.6　就像髌骨作为将股四头肌的软组织推离膝关节这个杠杆支点，使其可以获得更大的杠杆力一样，跟骨也会将后表线的软组织推离踝关节这个杠杆支点

核心的力量，是改善这种低效模式的好策略（图 4.7A 和 4.7B）。

后表线的功能

后表线作为一个功能整体（与解析单个肌肉的功能不同，后表线的功能可以在其他部位体现）关键点之一，就像《圣经：诗篇》（Psalm）第 23 章提到的那样："我要向山举目，我的帮助从何而来？"后表线与眼睛和视力有关，随着后表线的逐渐缩短，我们从胎儿的蜷缩状态开始上抬头部和控制头部，然后通过各个发育阶段逐步上升到站立（图 4.8）。

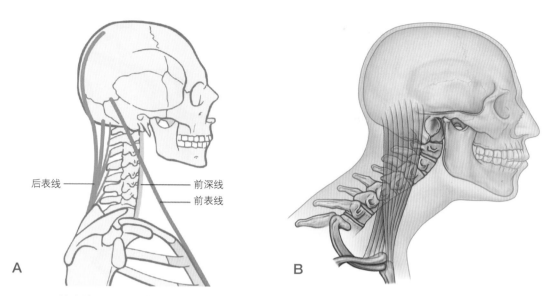

图 4.7　前表线和后表线都会使上颈部过伸，使头部倾斜。通过前深线的深层（并且常被遗忘和低估）长肌来抵消这种趋势

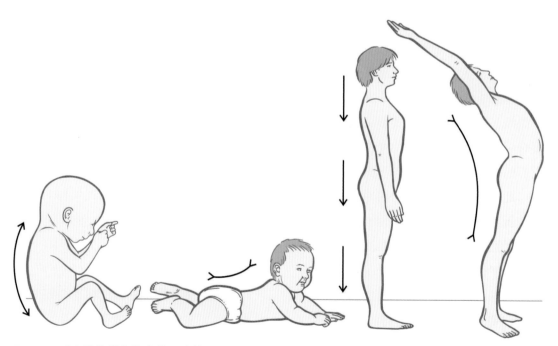

图 4.8　后表线使婴儿的身体逐步伸展，让视线从向内看逐渐提升到更广阔的水平面，同时有更好的控制能力——直到他大约 1 岁时，他可以笔直站立。这是后表线的首要成就和职责

观察婴儿以腹部卧位逐步控制和缩短后表线，此时婴儿抬起头、腿和手臂。接下来的坐、爬行、跪姿、站立阶段给孩子带来了更多的机会，让孩子更好地控制身体和眼睛，能看到更远的地方，探索世界。

对于孩子而言，要在学会坐和之后的站立时有能力支撑自己，他需要精细控制后表线——在一个小的支撑面上保持高重心的平衡。要想让这个不稳定的站姿能成功，图 4.8 中最左侧看到的长而单一的原生 C 形曲线的脊柱就会被迫转变为有一系列波状的曲线。我们称它们为原生曲线和次生曲线，如图 4.10 所示。当婴儿抬起头部时，颈后部的肌肉会强壮到足以改变椎间盘的形状，使颈部从前凹转向后凹——换句话说，逐渐形成次生曲线。

后来，随着坐和爬行的发育，腰椎次生曲线开始以同样的方式形成：后表线的竖脊肌缩短和加强，以使脊柱竖直，正如它们的名字所表示的那样（图 4.9）。

此时脊柱有 2 个最初的原生曲线（胸椎和骶 – 尾椎，均由周围骨维持原位）和 2 个次生曲线（颈椎和腰椎，均由周围肌筋膜的平衡维持）。

如果我们把这个想法推广到整个后表线上，我们可以想象腿部的另外一对原生和次生曲线：膝关节曲线是次生曲线（背凹），足跟是原生曲线，足弓是次生

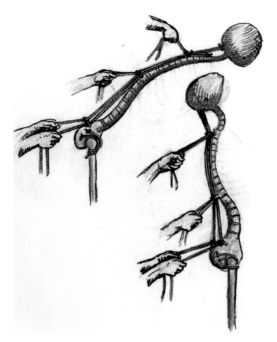

图 4.9　约翰·格伦迪（John Grundy）的一幅有趣的图片，讲述了竖脊肌如何创造和维持脊柱的两条次生曲线

曲线。因此，后表线是一个连续的肌筋膜索，延伸越过 5 个原生曲线和 4 个次生曲线。注意，所有的原生曲线都是由骨骼的形状保持的，但所有的次生曲线都是由软组织的平衡保持的，这使得次生曲线更容易通过手法治疗而被改变（图 4.10）。

解读人体后表线

这种原生和次生曲线的概念是视觉评估后表线的关键。简单地说，原生曲线应该相互平衡，次生曲线也应该相互平衡。图 4.11 中是小女孩治疗前的照片，

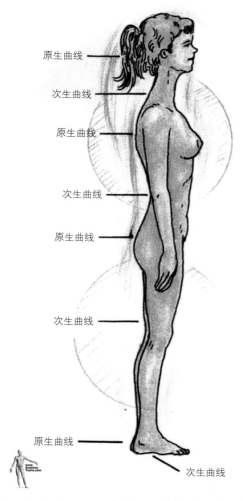

图 4.10　约翰·格伦迪的一幅有趣的画，描绘了竖脊肌如何创造和维持脊柱的两条次生曲线

原生曲线

次生曲线

原生曲线

次生曲线

原生曲线

次生曲线

原生曲线

次生曲线

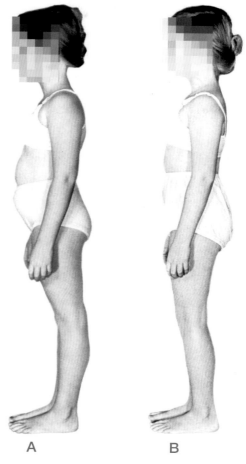

A　　　　　B

图 4.11　虽然 A 图中的这个女孩（治疗前）可能是为了腰痛而来的，但如果不关注她的膝关节，就不会得到好的治疗效果。治疗前，她的膝关节过伸形成的曲线类似原生曲线，而这里本应通过软组织作用形成次生曲线，如治疗后的照片中的模式。膝关节处的这种变化会引起腰椎和颈椎的改变，通过对比你会发现治疗前后明显不同

她的腰部和颈部曲线过度前凸，可能正经历腰背部或颈部疼痛，也可能是因为父母担心她的姿势正在恶化才送她过来。把注意力下移到她的膝关节上——看那个部位是否过伸？这应该被看作是一个次生曲

线——膝关节的轻微屈曲，然而它变成了前凹后凸，类似原生曲线。

尝试解决她的腰部或颈部的问题可能会令人沮丧。如果我们在治疗过程中不对

她的膝关节模式进行处理，那么缓解将只是暂时的。方法并不重要——触发点、深层组织处理、运动再教育或其他许多方法都可以有效地改变这种模式，但需要看到整个模式的问题，而不仅仅是其中的一部分。

平衡的后表线沿着骨架曲线形成前后起伏的波形；当曲线失去平衡时，后表线相应部位会形成或高或低的区域。改变次生曲线比原生曲线更容易，通过干预次生曲线，你可以使原生曲线处于更好的对位对线状态——无论你使用什么矫正方式。因此，对后表线的身体解读第一印象是通过观察原生曲线和次生曲线的平衡获得的，分析"原生"的后表线，理解它受到

其他肌筋膜线的影响，特别是前表线缩短，我们上一章讨论过。

前表线–后表线失衡可表现为多方面，如前所述的膝关节过伸，芭蕾练习者的腰椎曲线变长，害羞胆怯者表现出骨盆前移，时尚模特的身体后倾，头前伸姿势下的颈椎过度屈曲和过度后伸——诸多姿势问题均涉及后表线失衡。

在我们离开这条线之前，让我们把注意力转向这条线中的另外一种模式，我们在客户中经常看到这种模式。很多人站立时从踝到肩会形成一个弓形外观，通常是在头前伸的姿势下。这涉及腿部某处的前倾[要么是大腿（图 4.11），要么是小腿，或整条腿。我们在图 4.12 中展示了几个

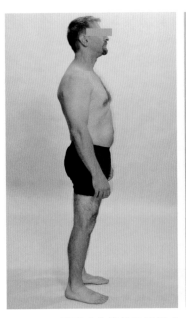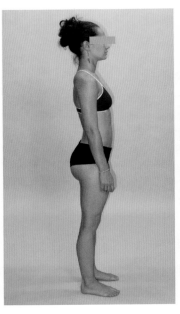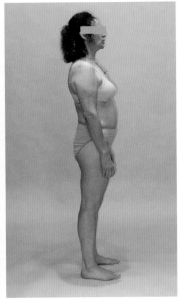

图 4.12　弓形后表线的常见模式

常见的例子〕，最终导致骨盆前移。

　　所有表现出这种模式的人的后表线这个"弓弦"均存在短缩，需要被放松和延长（图4.13）。

　　骨盆顶部，通常存在背部过度下凹和胸廓后倾。图4.12中模特们的头部可能表现为处于身体的最上端，但再次观察，你会发现他们的胸廓都向后倾斜（在我们的身体解读用语中是向后倾斜的）。如果你旋转书面，使图片中的模特的胸廓纵轴垂直于你，你会发现弓形模式是如何掩盖了头前伸姿势的。

　　最后，我们来看看颈部的最上端——人体解剖中非常脆弱的部位。正如我们注意到的，后表线和前表线都会将头后部向

下拉。正如我们前文描述的那样，前表线的胸锁乳突肌将头后部向下拉向腹部和髋部。后表线会把所有长的和短的背部肌肉都往下拉。

　　在你的头下部是枕下小肌肉群——非常重要的方位定向肌肉，与你的眼睛相连（图4.14）。在枕下滚动拇指，同时眼睛画圈移动，来感觉这些肌肉的活动——即使你不移动头，当你的眼睛注意到某处时，这些肌肉也会跟随你的眼睛的运动而随时准备协调你的颈部和脊柱运动。如果你听到蛇的响动或狮子的咆哮，你的眼睛会追寻声音的来源，你的颈部会跟着你的视线的转移而转动，你的脊柱也会以快速连续的运动追赶上颈部的移动——反射性

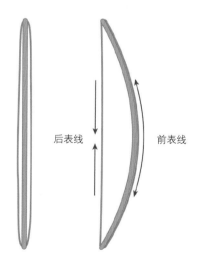

图4.13　随着后表线绷紧，骨架被向前推到前表线上，形成弓形。"哪里见弓，就找弓弦。"——托马斯·W.迈尔斯

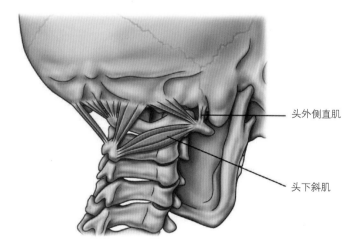

头外侧直肌

头下斜肌

图4.14　这些微小的枕后肌群是后表线的功能中心，在现代文明成人体态中它的功能表现欠佳

地，不需要你的思考。

但在人的直立姿势下，前表线和后表线中的较大肌肉可以战胜这些微小的古老的正位（righting）肌肉，并且会发生以下三种情况之一，但都不是最理想的。

1. 头部在身体上向前向下移动（即头前伸姿势）。在我们的人体解读用语中，我们称其为头部相对于胸廓的前移。

2. 头部在颈上向后倾斜——我们将称之为头部后倾。这种模式会导致颈后部的这些小巧的方位定向肌肉失灵，并改变我们用眼睛看世界的方式。

3. 头部在寰枕关节向前移动——寰椎上

枕骨前移。这是一种微小但有害的运动，它锁住了这些肌肉，限制了眼睛的运动，并倾向于束缚整个脊柱的姿势。这是很难马上观察到的代偿，因为实际的姿势变形很小，但影响很大。

虽然足底筋膜、腘绳肌、腰骶筋膜和竖脊肌比颈部顶端的这些小肌肉强壮得多，筋膜也更致密，但释放这些枕下肌——尽管它们位于后表线的上端，但仍是后表线的功能中心——是后表线形成合适的原生曲线和次生曲线波动平衡的关键。

第五章
体侧线

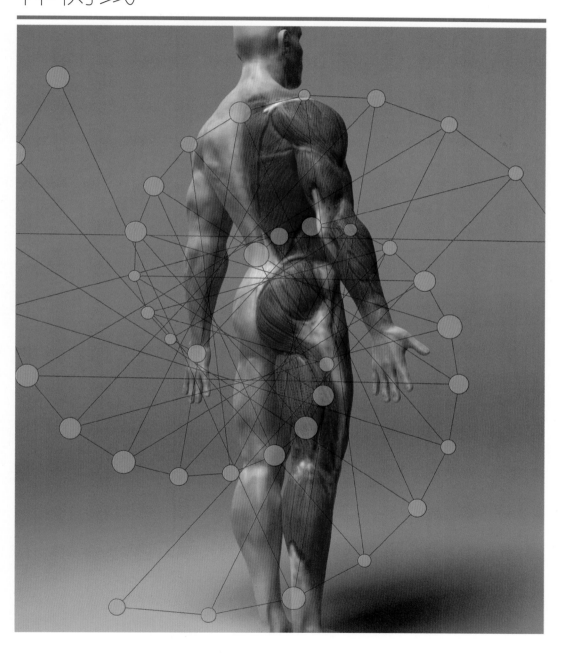

我们每天都会在客户身上观察到这些特有的姿势和运动模式——肩下垂，骨盆旋转，一侧足承重更多。我们认识到，要真正治疗（而不是仅仅减轻）目前的症状，需要找到潜在的问题，它可能在远离受损或疼痛的部位。

到目前为止，我们已经看到了前表线和后线的常见模式（图5.1）。这些线条成对保持着平衡——前侧变短，很可能需要后侧的代偿，反之亦然。其实这些双行线并非对称，肌筋膜的分布，甚至肌肉纤维的类型从前到后都有很大的不同，但它

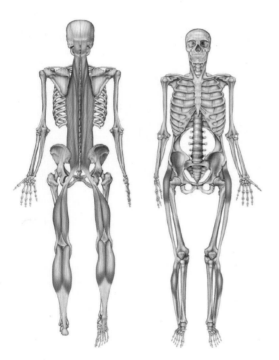

图5.1 前表线和后线，控制前后姿势稳定，实际上各自有两条线——分别位于矢状面的左右两侧

们必须在某种程度上取得平衡，才能让我们保持站立并促进我们融入社会。

我们检查了这些线（假设不细分为左右两侧），并讨论了它们对我们矢状面姿势的影响——脊柱前凸和后凸、骨盆偏移和其他前后代偿模式。但实际上有两条前线和两条后线——身体中线的两侧各有一条（即有两条后表线，典型范例是两条竖脊肌沿脊柱的左右两侧向上走行；两条前表线，例如左右腹直肌沿白线两侧向上行）。我们没有大篇幅地描述这两条线左右两侧的区别，因为它们离中线太近了，没有一侧可能对骨架施加足够力，使身体向一侧弯曲。

体侧线是什么？

现在，当我们介绍本章的体侧线（图5.2）时，实际上是在处理左、右两条独立的线。不同于身体前后的左右线在矢状面中线相互贴近，两条体侧线在身体外侧相距较远，因此它们的运作方式通常不同。正如下文所述，必须单独评估和处理这两条体侧线。

如果前表线、后表线是身体的"北和南"，那么两条体侧线就是"东和西"。出于这个原因，我们将这三侧的线放在一起称为主线，因为它们明确了我们人体"指南针"的基础——前、后、左、右。下一

章我们将介绍一条跨越这些主线并引起或保持扭转的线，即螺旋线。这条线的左右两侧也会表现出显著的差异。但我们不要操之过急，体侧线是我们当前的话题。

体侧线沿着身体外侧从踝关节到耳，如我们在图 5.2 中所见，在看身体解读内容之前，让我们先对体侧线有一个简单的解剖了解。

毫无疑问，体侧线始于躯体末端小腿外侧间隔（图 5.3A）。这个间隔由两块肌肉构成：腓骨短肌和腓骨长肌。你可以感觉到这个间隔从膝关节外侧下方的腓骨头部向下延伸。这个间隔通常比后面的腓肠肌（后表线的一部分）或前面的胫骨前肌（前表线的一部分）更硬更紧。如果你顺着它往下摸，可以感觉到跟腱在踝关节的腓骨髁后面走行。

有两条肌腱很难被触摸到，但它们从踝下延伸至足底，然后将自己锚定在第一和第五跖骨底部，将跖骨拉向足踝，帮助维持足弓（图 5.3B）。如果足是自由悬在空中，小腿肌肉通常会如何产生作用？这些肌肉是跖屈肌和足外翻肌。但在结构处理中，我们必须同样认识到肌肉从止点到起点的反向动作。因此，当脚站稳并负重时，可以发现这些腓肠肌可以防止足背屈和内翻。也就是说，在日常生活中，这些肌肉是外踝的主要稳定肌，可以防止扭伤并稳定地支撑着我们的小腿。

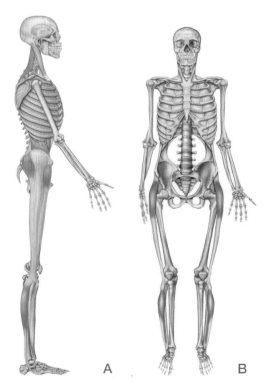

图 5.2　体侧线在身体的左右两侧，因此有更多的杠杆作用在冠状面造成不平衡

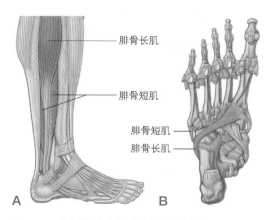

腓骨长肌

腓骨短肌

腓骨短肌
腓骨长肌

图 5.3　体侧线从小腿外侧间隔的腓骨肌开始，腓骨肌起于第一和第五跖骨底部

这两者还有另一种完全不同的稳定作用：整个肌间室周围是坚韧的筋膜套，这些表层组织与足部筋膜相连接，就像一个"长裤"，实际上是围绕着小腿的支撑软管（图5.4）。这表明了这些肌肉在所有肌间隔综合征中所起的作用：无论症状是什么，放松这些肌肉，可以缓解小腿周围环状束缚的收缩力。

腓骨长肌有一条肌腱一直延伸到骰骨下方，穿过足内侧。我们将在下一章螺旋线内容中更全面地讨论相关模式检查。在内踝和第五跖骨底部之间更容易观察到和感觉到腓骨短肌。现在，我们将沿着体侧线向上越过膝关节外侧。腓骨头处的外侧韧带是一个有特定命名的结构，但实际上有一整条筋膜从髂胫束延伸到腓骨筋膜。

髂胫束是一组超强健的肌腱，在膝关节外侧和上方很容易触摸到，随着向上移行，它扩展成一层腱膜，延伸到整个髂嵴，从髂前上棘到髂后上棘。在这个过程中，有4块肌肉影响着它。其中3块是髋三角肌：阔筋膜张肌（tensor fasciae latae，TFL）和臀大肌上部形成的（类似倒三角形）前部、后部，而臀中肌位于髂胫束的深处，但仍附着在其深侧，是髂胫束本身的主要稳定结构（图5.5）。

以上这些肌肉都是体侧线的一部分。但影响髂胫束的第4块肌肉是股外侧肌，这是我们在前表线处理的股四头肌的一部分。有一个需要关注的问题是股外侧肌应该如何及在哪连接到髂胫束，但毫无疑问的是，当它收缩时，肌肉束会向外推髂胫

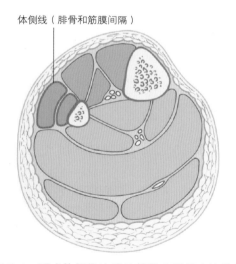

体侧线（腓骨和筋膜间隔）

图5.4　形成体侧线边缘的筋膜壁紧紧连接着包裹腿部的筋膜"袜"——松解这一区域对所有肌间隔综合征都很重要

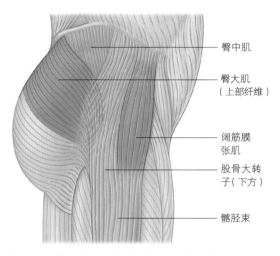

臀中肌

臀大肌
（上部纤维）

阔筋膜
张肌

股骨大转
子（下方）

髂胫束

图5.5　体侧线包括大腿外侧的髋三角肌（注：髋关节周围三角形排列的肌肉，又称髋部扇页），这对人类行走的每一步的稳定性至关重要

束，并使其收紧。

腿部的体侧线必须绷紧，才能稳定每一步。在步态的摆动相，身体由一条腿支撑，由于重力的作用，会有向下坠的趋势，因此这些肌肉也成为防止某些动作产生的肌肉，不是主动外展，而是防止支撑侧的髋部内收。当这些肌肉力量下降或适应性降低时，人们就需要在每一步中将重量从一侧腿完全转移到另一侧腿，这种过程我们经常在老年群体中看到，或者在有肌肉萎缩特征的特伦德伦堡步态中看到（在特伦德伦堡步态中，较弱的外展肌使骨盆向对侧倾斜——同侧内收。为了代偿，躯干会倾向虚弱的一侧）。股外侧肌，虽然不是体侧线的一部分，但肯定有助于形成绷紧而坚固的肌筋膜束，这为我们的体侧稳定系统做出了很大贡献。

用系带束紧体侧线

在髂嵴上方，体侧线呈现出一种独特的模式，不断转折形成了一系列的 X 形走行，从躯干向上，直到肩部下方，穿过颈部到达耳部。总而言之，这种肌筋膜结构让我们想起鞋的系带模式，所以我们可以说，在上半身，体侧线将前线和后线束紧在一起（图 5.6）。

在腹外侧，这种系带模式表现在腹外斜肌和腹内斜肌之间形成 X 形交叉，一

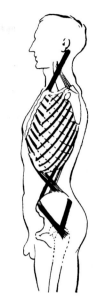

图 5.6　体侧线形成了从髋部到肩部再到耳朵的一系列转折。这个版本的体侧线发布于 1936 年，因此解剖列车背后的理念并非全新或独一无二

直延伸到下肋部。肋间内肌和肋间外肌从这里开始，沿着肋骨间隙也呈 X 交叉模式（尽管是肋间很多小的 X 形，而不像是在体侧形成的大的 X 形），在整个肩下部连接背阔肌、胸肌等，直到颈部。最上面的 X 交叉位于颈部，头夹肌和胸锁乳突肌（sternocleidomastoid，SCM）相互平衡，以维持头部在合适的位置（我们的许多客户都呈现头前伸姿势，那会破坏这种功能性平衡，使胸锁乳突肌受到向心负荷，夹肌受到离心负荷。然后，斜方肌的前缘最终会形成大量的扳机点，而肩胛提肌变成了防止头部前移的肌肉。这对这些肌肉本身或客户来说都不舒服）。

注意，在每一个 X 形中，向前和向下的肌肉（X 的一条线）比向后和向下的肌肉（X 的另一条线）位置更浅。腹外斜肌和肋间外肌向下和向前走行，而腹内斜肌和肋间内肌向下和向后走行。颈部也是如此——胸锁乳突肌位于夹肌的上方。

还要注意，如果构成"X"的两条肌肉都绷紧了，它们就会把身体拉向一侧（我们稍后会讨论这一点）。但如果"X"的一条线比另一条短，它将会旋转身体（如收缩右侧的胸锁乳突肌和左侧的头夹肌，导致头部向左旋转）。让我们把这一部分讨论留到下一章的螺旋线之旅中，这里集中在更纯粹的侧向弯曲上。在现实生活中，它们大多是作为一种组合起作用，不能单独运作。

因此，在下半身，体侧线呈 Y 形，将骨盆稳定在支撑腿的脚上。典型的锁定髋关节的随意站姿是依靠体侧线筋膜来稳定身体的。你走的每一步也都需要这个机制，只不过肌肉激活程度会多一些，以防止髋部过多的摆动。如骨盆宽大穿着高跟鞋的女性在街道上摇曳行走，髋部摆动很大，这需要体侧线有很强的灵活性；像我这样绷紧身体保持挺拔的男性知道，如果我们以这种方式放松我们的体侧线，那将非常糟糕。

在上半身，体侧线以许多 X 形交叉的形式走行，在身体一侧形成交叉或编织

样的结构形式，主要是在行走和移动中稳定躯干以避免左右摆动过大。但与前、后线不同的是，体侧线位于身体两侧，远离脊柱轴线，有更大的杠杆作用可以使身体向一侧弯曲。因此，就身体解读体侧线而言，让我们来看看左右失衡的动态情况。

假设的不对称

左右两侧的不对称几乎是不可避免的，因为我们中的大多数人要么偏爱用右手，要么偏爱用左手，所以对身体两侧的使用方式有很大的不同。虽然对称性是一个普遍的目标，但你越是投入到这类工作中，越能发现，左右之间的完美结合更吸引你，而不是线条之间的实际视觉上的对称性。

例如，你（以及你的客户，如果你给他们看看自己的照片或让他们站在镜子前）最容易看到的是两侧肩膀之间的不平衡。这种不平衡很常见，当引导你的客户解读他或她自己的身体时，这是很好的开始。但是，尽管很容易看到，肩部的失衡几乎从来不是问题的根源。

看看肩部以下，看看胸廓或者胸廓与骨盆之间的部位发生了什么。这类似于妈妈在孩子们的争吵中经常听到的一样，肩部像孩子一样说："这不是我的错！"然后指向胸廓，而胸廓说："这也不是我的

必须沿着身体的
组平衡的关节，然
式，通过视觉评
到问题的起源。肩
的部位——经常会
的失衡问题（图

部开始，足外翻或
没有过度的筋膜缩
展迹象。如果体侧
它会将足部固定在
正足部或小腿内侧
肌肉训练也无法替

代对小腿外侧肌间隔的延长和松解干预。

　　膝外翻（X 型腿，并拢双腿时膝关节会先于踝关节相互接触）也是一个体侧线问题（图 5.9）。把腿想象成弓身，体侧线就像一根弓弦（图 5.10）。外翻弓是指凹陷朝向外侧，表明腿外侧筋膜缩短，内侧相应的筋膜线损伤通常表现为内侧副韧带损伤或鹅足腱疼痛。无论你是强化还是延长组织，这种模式最初都需要对整个腿部外侧浅层筋膜进行延长，使骨骼关系松弛以便能够横向移动。

　　骨盆受到各种扭转和翻转力的影响，关于骨盆的动态变化在此超出了我们的介

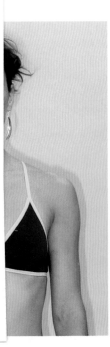

图 5.7　虽然在这个客户身上很容易看到肩部的不平衡，但你能看这其实由于肩部下方的胸廓向左偏移和向右倾斜引起的吗？

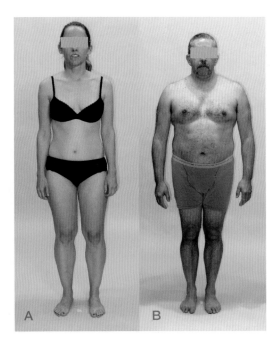

图 5.8　你能看到在图 A 中，客户的体侧线整体被向下拉向外踝，而在图 B 中，客户的体侧线似乎被向上拉向肩部吗？

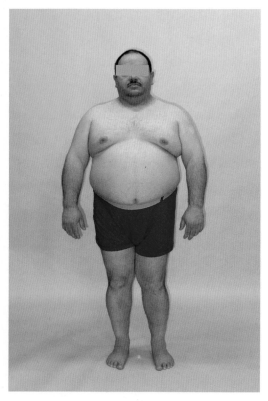

图5.9　超重可能是导致膝关节弯曲成外翻模式的因素之一。减重和肌肉强化很重要，但在软组织方面，必须松解腿外侧线上的筋膜，以便骨骼回到原位

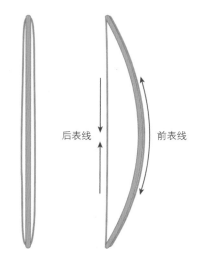

图5.10　如果我们有一个弓，弓身的两侧弓弦张力相等，弓就会伸直（左）。当一侧弓弦变短时（右），它会将弓身向另一侧弦驱离，则另一侧弦会被动地拉长，但触诊时仍会感觉那根弦很紧。右图与图5.9中的这位先生的左腿情况类似。超重的人经常抱怨膝关节内侧疼痛，而放松外侧筋膜会缓解疼痛

绍范围。基本上，当评估骨盆的横向水平情况时，为了确保你不被脂肪层干扰，或者（更糟糕的是）检查的只是内裤穿的正不正，需要把你的手指放在客户髂嵴上进行测量。

如果骨盆的一侧明显高于另一侧，这可能是由于两侧腿部长度的差异，力矩通过髂骨影响两侧骨盆的高低，或者存在腿部骨骼长度上的真正解剖结构异常，但后者是比较罕见的。处理踝部和髋部（特别是在低的髋部一侧）之间的体侧线，使外展肌更有力和更主动地延长。我们在这里不能很详细地描述这种技术，但当处理深入到臀中肌和臀小肌时会给很多人带来突破性的（有时是惊人的）进展。

在腰部以上，左右之间的差异更容易解读和处理：肋骨和髋部之间的距离、胸廓的长度，以及肩部的位置都可以告诉我们应该处理哪部分体侧线。

接下来是体侧线颈部的内容。虽然从软组织处理技术上讲，斜角肌属于更深的筋膜层，但确实是体侧线的一部分。面向

客户正面或背面，测量其从下颌角到肩峰的距离和曲线的形状。从正面或背面看，通常很容易看出哪侧肩部向下沉，哪侧肩部向上方抬起，然后根据分析采取相应的治疗。

两条体侧线典型的问题模式是一侧从髋部到踝关节缩短，对侧从髋部到肩部缩短，有时会有同侧颈部的缩短（图5.11）。如果其中一种代偿引起了问题，那么松解整条线将会有更持久的结果。

另一个重要的关于体侧线的身体解读技巧是，站在客户一侧，而不是前方或后方。我们前面已经说过，腰部以上的体侧线在身体两侧呈现出一系列 X 形——交叉走行的腹内斜肌和腹外斜肌以及肋间肌（内、外）。如果我们把所有这些小 X 汇总成一个大 X（图5.12），我们就能看到 X 的哪条线或哪个部分缩短了。

因此，站在客户一侧，画一条从第7颈椎棘突尖端到耻骨的假想线，再画一条从胸骨切迹到腰骶连结的假想线。两条线会形成大的 X。你已经了解了躯干一侧的所有小的体侧线中的 X。在理想状态下，这个 X 的两条交叉线应该是等长的。通常，在现实情况中，如果从胸骨到骶骨的线较短，要么是因为胸骨和肋骨向内陷（含胸），要么是因为骶骨上抬（假翘臀），或者两种情况都有。这是一个复杂的核心模式，但体侧线问题对其是有影响

的。如果腹斜肌和肋间肌是可以自由活动的、可延伸的，并能按其应有的方式发挥功能，而不是紧锁的、缩短的和不易激活

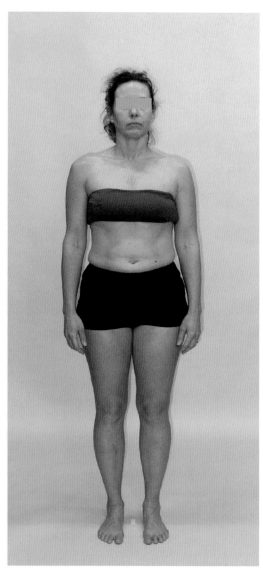

图 5.11　在这种常见的体侧线代偿模式中，右侧线在腿部缩短，她的左侧线在躯干（从腰到肩）处缩短，右侧颈部也有缩短

的，其实可以改善这些模式。

在功能上，体侧线在身体横向运动中，就像我们在上面的步态中描述的那样或者当我们必须在足球场上快速躲避和迂回时起稳定作用。有筋膜粘连或体侧线协调问题的人在稳定方面的能力是受限的。

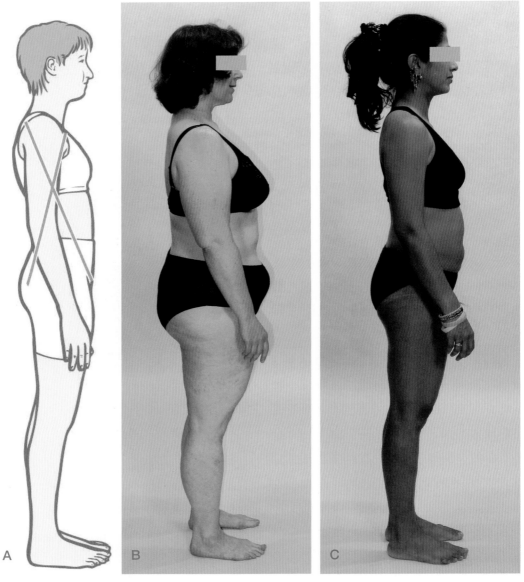

图 5.12　从侧面观察你的客户，在躯干（A）上画一个假想的"X"。在图 A 中，你可以看到一个平衡的"X"，当胸骨到骶骨的线太短时，会看到两种常见的代偿模式（图 B、C）

想象一位骑马的新手，通常需要练习才能获得更好的横向稳定性以避免左右摇晃。

体侧线的观察结果

写在文末（可能是相关的，也可能毫无干系）——我的同事詹姆斯·厄尔斯（James Earls）向我指出了身体侧面与吸引力之间的联系。如果背对某人等同于说"不"，完全面对某人等同于说"是"，那么"侧身"就表示"可能"——这是吸引力艺术中的一个基本元素。看看任何一份时尚杂志，多少模特是在以"侧身"展示自己——这是展现魅力的经典姿势（图5.13）。这可能与身体解读的主题内容无关，但我发现厄尔斯的见解很有吸引力。想一想你身体前面和背面具有的觉察能力（前面范围更大，而后背很小，除非你是一个受过训练的武术爱好者），然后是身体一侧——你的视野边缘。那么当有物体从你的左侧过来时，你会如何处理呢？

享受在你的客户中查看体侧线的乐趣。它是平衡和自由的重要来源。

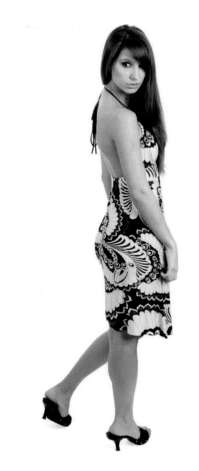

图 5.13　有趣的是，体侧线经常被用在展示魅力的姿势上。"是"与"不是"都不太确切，只代表"可能"

参考文献

1. The exception to this is the iliocostalis lumborum, the outer muscles of the erector spinae, which can be instrumental in side-bends of the spine. The longissimus—the cables we often feel in the back—can be involved in maintaining a spinal side bend, but is usually not imbalanced enough or far enough from the sagittal spinal fulcrum to create it.

第六章
螺旋线

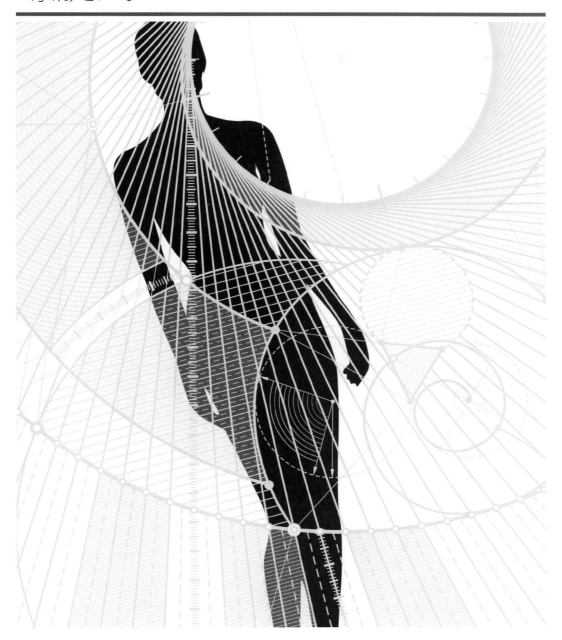

我们已经检查了所谓的主线（图6.1）——前表线、后表线和体侧线，因为它们是从头到脚的线条，界定了躯体的东、西、南、北各个方位。在这一章中，我们将跟随螺旋线绕着身体巡视一番，螺旋线以螺旋的形式环绕躯干，从骨盆下行至足弓下，绕过足弓再回转上行（图6.2）。

因为它的斜向走行，比我们之前讲的任何一条线都具有更多的水平面成分，所以为了直观地评估螺旋线，我们关注的不是倾斜和弯曲，而是旋转。这里的复杂之处在于螺旋线不会产生纯粹的旋转运动而

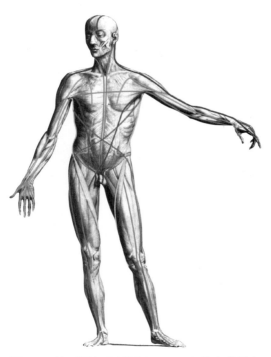

图6.1　绘于阿尔比努斯（Albinus）的人体图之上的解剖列车整体"路线图"

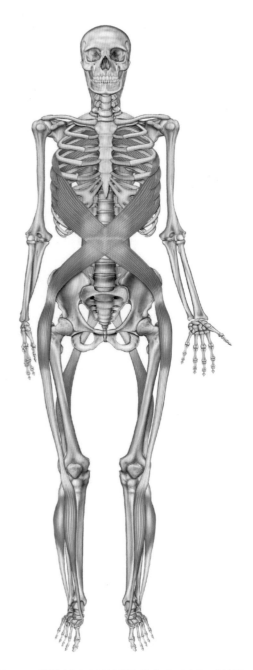

图6.2　螺旋线在躯干周围形成了两个相对的螺旋，并从骨盆延伸到每侧足弓下，然后再返转回来，形成一个长长的环

是产生斜向运动，因此会产生复杂的倾斜代偿。因此，当螺旋线失衡时，为了使内耳或眼睛保持水平（这一调整大多数人都会自动进行），通常机体就会出现代偿，然而最终会出现倾斜和偏移。因此，我们将非常精确地追踪这些破坏性的螺旋线异常。

这条螺旋线与我们已经介绍过的前几条线融合在一起，因此仅出现在螺旋线上的问题确实很少见。最常见的情况是，前表线、后表线和体侧线也会因螺旋线失衡或筋膜缩短而受到不利影响。因此，在展开我们的结构整合方案时，我们通常先处理前表线、后表线和体侧线，然后再处理这条与其他线交织的螺旋线。

发现螺旋线

顺便说一句，这条螺旋线的一部分首先引起了我对功能连接解剖学（functionally connected anatomy）的注意。能量医学专家詹姆斯·奥施曼（James Oschman）博士传给我一篇由雷蒙德·达特（Raymond Dart）医学博士撰写的文章，题为《人体中的主动性肌肉组织和双螺旋结构》（Voluntary Musculature in the Human Body; The Double-Spiral Arrangement），达特是他那个时代杰出的人类学家，也是亚历山大技巧的学习者。在这篇文章中，他描述了

从菱形肌到前锯肌再到腹外斜肌的力学关系。这些功能连接的显著意义让我着迷，但我的反应是"为什么要止步于此？"于是在接下来的几年里，我从这个灵感出发继续完善了整个螺旋线和解剖列车肌筋膜线的其余部分。

我感谢达特的启发和奥施曼指出的正确方向，解剖列车系统的逐步发展需要付出更多的努力，包括通过解剖来展示肌筋膜线的真实情况，其结果显示在本章附带的照片和我们的相关视频《揭示解剖列车》（Anatomy Trains Revealed）中。

我喜欢将螺旋线描述为双螺旋，但它不是像 DNA 分子那样的梯形双螺旋。而是两个反向螺旋，以相反的方向像弹力紧身衣一样缠绕在身体周围，用它们的张力支撑脊柱和躯干，并在单侧或不对称收缩时引发旋转。

让我们先简要地了解一下螺旋线的解剖结构，然后再回来看看它的整体功能，然后了解一些可以提醒你螺旋线不平衡的危险信号。

螺旋线路图

两块夹肌位于颈后部略低于斜方肌的位置，是螺旋线最上端的肌肉，它们向下、向内延伸，与斜方肌和大多数椎旁肌肉不同（其纤维向下向外或竖直向下走

行）（图 6.3A）。如果从一侧螺旋线越过棘突，就会在身体另一侧看到菱形肌。确实有肌筋膜纤维穿过棘突的顶部连接这些对侧肌肉——老实说，当对它进行解剖时，我感到惊讶和高兴（图 6.3B），我们已经进行了几次解剖，都得到了同样的结果。

菱形肌与其相连的前锯肌之间的联系已经明确。肩胛骨的内侧缘并不像许多解剖学图谱中所描述的那样在任何组织意义上将这两块肌肉分开。事实上，筋膜，有时甚至是肌纤维在肩胛骨的边缘都是相互连接的。肩胛骨可以更准确地描述为被筋膜简单地粘在这块菱形肌－前锯肌上。我们将很快回到这个问题上。

上螺旋线从前锯肌延伸至腹外斜肌的上部，腹外斜肌通过腹部筋膜层与对侧的腹内斜肌之间以筋膜和功能相连接。

（这会让人感到困惑，但现在我们又回到了开始时的那一侧。右侧螺旋线涉及头部右侧、左侧肩部和肋部，并且回到右侧髋部。显然，会有一个相反并且理想情况下等同的左螺旋线，从头部左侧绕到右侧肩部和肋部，然后回到左侧髋部。别担心，我有时也会有疑惑，特别是当我和客户一起镜像站立，试图帮助他们找到自身问题的时候。）

这将我们带到了髂前上棘（anterior superior iliac spine，ASIS），但我们可以继续前进：下螺旋线与阔筋膜张肌沿同一方向走行，当然后者会一直延伸到髂胫束的前缘（图 6.4A）。

髂胫束前缘与胫骨前肌上部有明显的筋膜融合，而胫骨前肌上部肌筋膜又带我们穿过胫骨前部到达足弓内侧（图 6.4B），但没有止步于此。腓骨长肌的肌

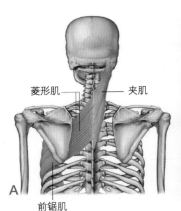

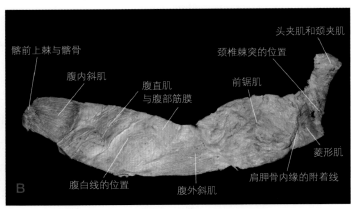

图 6.3　虽然我们之前已经对此进行了理论分析，但令人惊讶的是，从一侧的夹肌到对侧的菱形肌，一层强大的筋膜结构跨越了棘突。图片由 Laboratories of Anatomical Enlightenment（http://lofae.com）提供

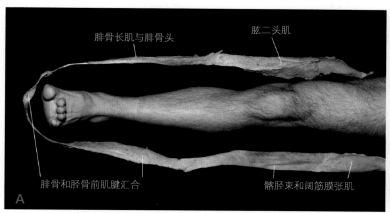
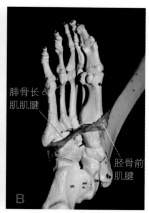

图 6.4　这个相当惊人的图片显示了解剖学连接的一个基本事实：有一个连贯且可以维持姿势的肌筋膜环，通过紧贴在足弓下形成吊索，从骨盆前部延伸到骨盆后部

腱在足弓下方继续延伸，在外侧弓的骰骨下方绕了一圈，然后沿小腿外侧向上到达腓骨头。我们都知道外侧腘绳肌附着在腓骨头上，所以股二头肌延伸横跨足底形成了下螺旋线类似跳绳的轨道，将腓骨长肌和坐骨结节相连接，也就是坐骨。正如我们将看到的，理解从骨盆最前面（髂前上棘）到最后面（髂胫束）的环将骨盆角与足弓支撑联系起来。

螺旋线继续穿过骶结节韧带并经过骶髂（sacroiliac，SI）关节，通过头部的竖脊肌向上移行。我们已经在"后表线"一章中讨论了这一轨迹，接下来在"螺旋线"中继续有关身体解读的讨论。

解读上螺旋线

为了便于理解，我们将分别论述上螺旋线和下螺旋线。

面对客户时，有 3 个危险信号提醒你应该注意是否存在螺旋线失衡的可能性（尽管不是肯定的）：①头部倾斜、旋转或偏移；②一侧肩部比对侧前移；③胸廓歪斜。让我们依次来看一下。

关于头部旋转的问题我暂不讨论，但很少有人会在走动时不断旋转头部（除非他的一只眼睛像图 6.5 中那样有视力问题）。头部倾斜较为常见，头部向左倾斜通常表明左侧夹肌或左侧螺旋线缩短。奇怪的是，如果头部向右偏移（水平，但保持在一侧，就像东南亚的寺庙舞者一样），这也表明左侧螺旋线收缩（并且客户正在使用颈部的另一块肌肉，通常是斜角肌或胸锁乳突肌，以保持头部水平）。

第二个迹象是一侧肩部比对侧前移，可能表明这一侧肩部由于前锯肌的缩短而被牵拉，或者再次被螺旋线牵拉（图6.6）。这并不像第一个迹象那样确定是危险信号，因为其他因素，如优势手、受伤或人体使用模式，可以在不涉及螺旋线的情况下使肩部前移或前倾。但如果你看到一侧肩相对另一侧肩明显靠前，最好评估两条螺旋线是否有失衡。

最后一个迹象非常可靠，涉及用眼睛测量。在腹部，从一侧肋部到另一侧髋部，画一个虚拟的 X。准确地说（尽管需要稍加练习，但是目测也很容易），测量从右侧髂前上棘到左侧腹直肌外缘与胸廓

第 7 肋的交叉处，并在另一侧进行类似的测量。如果测量显示一侧明显短于另一侧，则几乎可以确定存在螺旋线的不平衡问题（图 6.7A）。

这是真实存在的。如果你一定要拿出卷尺来确定是否有任何差异，则可能没有临床意义。在两条螺旋线之间存在显著不平衡的情况下，你会毫不费力地看到 X 的两条线间的差异。当然，较短的一条代表该侧的螺旋线缩短。

这部分内容是关于视觉评估，而不是关于治疗方案的选择，但对短缩的组织应

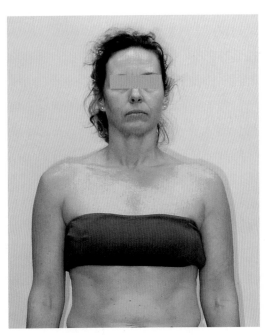

图 6.5　头部偏离中心是螺旋线失衡的常见迹象，这与我们的前庭系统、内耳平衡有关（仅代表个人观点，尚无证据支持）

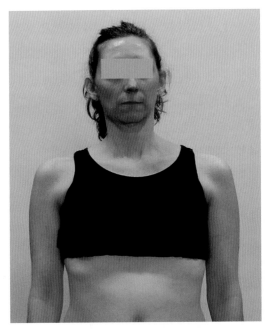

图 6.6　尽管导致两侧肩部失衡的原因有很多，但位置上的显著差异提醒我们注意螺旋线

用肌筋膜松解、牵伸运动或觉察训练都是有效的。

　　如果现实生活中也如此简单，那就太美好了。假如每个人都只表现出一条或另一条上螺旋线的持续缩短，那问题就会很简单，但遗憾的是，事实并非如此。有时背面从头部到肋骨的上螺旋线缩短，与前面从肋骨到髋部的另一螺旋线缩短互相平衡（图 6.7B）。这样就或多或少地相互抵消了彼此的影响，并使我们上面列出的简单观察线索变得更加复杂。

　　然而，你可以在后面测量一侧头部到对侧肋骨的长度，然后在前面测量一侧肋骨到对侧髋部的长度。同样，如果差别不大且目测不明显的话，最好去处理一些其他更明显的失衡问题，但有时这两条线之间的差异可以说明问题。

　　对螺旋线进行视觉评估的最后一个复杂问题是，还有一条更深的线（我们称之为核心线或前深线——请继续往下读），它也经常由于骨盆或脊柱的扭转和转矩而产生旋转偏差。我们将在下一章中讨论这一点，但现在，只需要说明核心在一个方向上出现旋转，而螺旋线会在另一个方

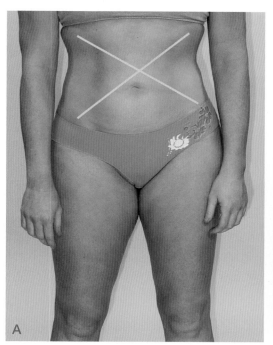
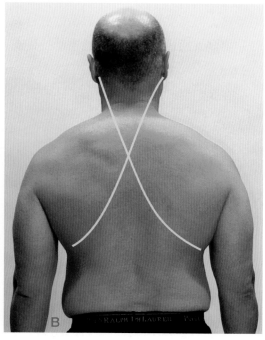

图 6.7　如果投射到患者腹部的这个"X"的一条线明显长于另一条线，则明显存在左右螺旋线之间的不平衡。B. 从后面观察也能得到相似的结论

向上来抵消这种旋转带来的影响是很常见的。

对这一常见但复杂模式的实际评估对于本章来说过于复杂；请参阅《解剖列车》或"人体解读101"自学视频课程了解更多细节。有时，当你放松较短的上螺旋线时，你会发现客户的身体看起来比开始之前旋转得更多。如果客户有这种外层组织向一个方向旋转，深层核心向另一个方向旋转的情况，你其实就没有做错，而是做得很到位，但确实加剧了扭转。现在你可以开始处理腰大肌、内收肌或者是保持核心旋转的深层骨盆或脊柱肌肉。大多数脊柱侧弯的人都表现出这种内外层的相对旋转，但几乎每个人都有轻微的脊柱旋转，很多人通过外层的螺旋线来维持平衡（图 6.8）。

在我们继续向下探究之前，还有最后一点需要注意，对于健身教练而言，比起专业的按摩治疗师，更应关注螺旋线：正如我们所看到的那样，螺旋线两次穿过身体的中线，一次在肩胛骨之间，一次穿过脐部。如果线在身体两侧都松弛，那么客户就会呈现出我们在图 6.9 中看到的模式，即胸廓向后塌陷，腹部向前松弛。让他们做针对螺旋线的塑身运动，可以从根本上迅速改变这种模式。我是一个纯粹的和平主义者，但拳击是一种很好的运动，

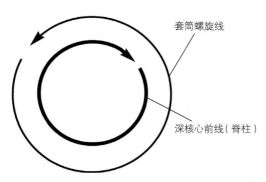

图 6.8　人体解剖学允许靠近身体中心线的肌肉（即腰大肌、深层脊柱肌肉、斜角肌等）可产生一种旋转，由身体外层组织套的另一种反向旋转来平衡（我们在螺旋线中讨论这些代偿性旋转）

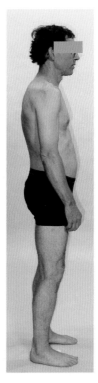

图 6.9　这位客户在左右两侧螺旋线之间并没有表现出明显的不平衡，而是两条螺旋线的总体松弛——呈现胸廓向后塌陷，腹部向前凸出。这名客户需要调节两条螺旋线

可以调整螺旋线并给予身体双侧均衡的锻炼（而不像投掷或挥拍运动，它们显然侧重单侧运动）。

解读下螺旋线

螺旋线在下部形成的环（见图 6.4A）也有其复杂性，因为它蜿蜒穿过腿部的其他线。胫骨前肌拉起足弓并使足旋后，因此是腓骨长肌的拮抗肌，当腓骨长肌缩短时，可以使足部旋前，这并不是一个新观点。这里的新观点是，两者都通过在大腿内侧的延伸部分，一直延伸到骨盆。

因此，如果骨盆前倾，并且不加纠正，客户会容易发生足旋前，骨盆后倾则会导致足旋后。相反的模式也会导致不同的改变，如果骨盆前倾并且足部旋后，你会发现沿着前下螺旋线（阔筋膜张肌或胫骨前肌）的短缩。如果出现相反的模式，骨盆后倾并且足部旋前，则应该检查腓骨肌或外侧腘绳肌是否过度紧张。《解剖列车》一书中，详述了这些模式的治疗策略。

下螺旋线前面和后面有最后一组站点。在前面，请注意下螺旋线的位置（附着点）是髋关节前侧（髂前上棘）、膝关节外侧和足踝内侧。正如我们所说，当这条线收紧时，它可以向上提拉足踝或向下牵拉髋部，但通常的效果是随着这条线的拉直，膝关节向内旋转（图 6.10B）。从前面看你的客户，想象穿过髌骨有一条向下的射线，如果这条射线指向比从足部第 2 跖骨向上的射线更靠内，则应该考虑前侧下螺旋线是否需要打开一些。

下螺旋线的后部是从外侧足弓到骶髂

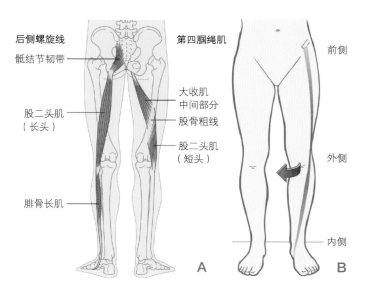

后侧螺旋线

骶结节韧带

股二头肌
（长头）

腓骨长肌

第四腘绳肌

大收肌
中间部分

股骨粗线

股二头肌
（短头）

前侧

外侧

内侧

图 6.10　下螺旋线的类似跳绳的结构在前后部分都会带来代偿性问题并提供治疗的机会

A

B

关节的直接连接（图 6.10A）。如果你试图缓解骶髂关节疼痛却没有效果，那么需要关注后下螺旋线，尤其是它对遥远但相关的骰骨和跟骨的影响。

哇！当我决定写这篇文章时（就像我进行其他写作时一样，这是一种让这些问题在我自己的头脑中变得清晰的方式），我没有意识到这些内容最终会变得多么复杂，但确实需要这么复杂才能讲述完整。接下来我们将处理手臂和手臂线。这是一个解剖关系非常复杂的部位，我们将主要关注肩部。

参考文献

1. Robert A. Dart, "Voluntary Musculature in the Human Body; the double-spiral arrangement," British Journal of Physical Medicine December 1950 13, no. 12 (December 1950): 265–8. Accessed November 2011, www.ncbi. nlm.nih.gov/pubmed/14791941.
2. Anatomy Trains (Elsevier, 2014) details other historical attempts at linking muscles functionally.
3. The associated resources and learning materials mentioned in this BodyReading the Meridians column are available at www.anatomytrains.com.

第七章
手臂线

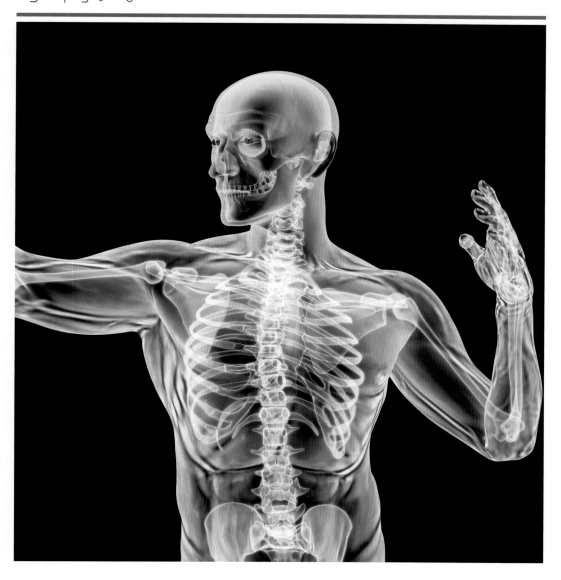

肩关节涉及 6 条肌筋膜线。相对于肋骨和颈部，高度灵活的肩关节会以各种各样的方式活动和移动位置，可能会导致头痛，以及下背部甚至下肢的代偿性紧张和疼痛。

面对如此复杂的情况，我们在这简化一下：①强调人类上肢结构的独特性；②简要概述手臂线包括的结构；③针对肩关节如何有效地休息、活动和配合呼吸等问题给出一些建议。

我们的肩关节在经历了一段漫长的进化历程后才具有了现在的功能和外观。在大多数四足类动物中，前腿比后腿承受更多的重量。肋骨和脊柱位于主要是由前锯肌形成的肌筋膜悬吊带中（图 7.1A）。在训练有素的马的背部或做俯卧撑的体脂率低的人身上，比较容易观察到锯肌的锯齿状结构。自从 400 万年前我们人类开始借助后腿站立，肩关节就不再是支撑躯干脱离地面的主要支柱了。如果人类学家和比较解剖学家的研究是正确的，我们的祖先在树上荡来荡去，这发展了人类手的抓握能力，包括肩关节利用运动和外旋来支撑身体的整个重量——但这是来自悬吊的张力，而不是支撑（图 7.1B）。当我们从树上下到地面，来到海边时，上肢可以用来

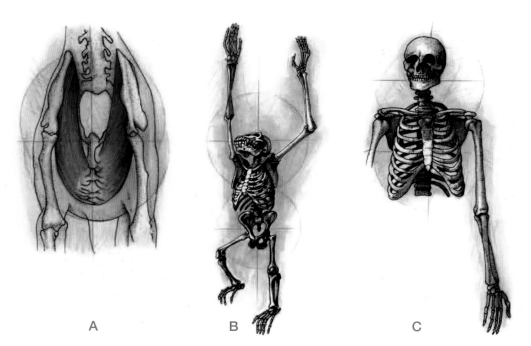

A   B   C

图 7.1　大部分四足类动物利用肩关节作为身体重量的主要支撑，也是树栖类人猿承受张力时的主要支撑。在人类站立时，情况变得完全相反：由肋骨和脊柱支撑沉重的肩关节

游泳，可以捡树枝和石头，可以拥抱我们心爱的孩子，稳定地操作犁耙，敲击电脑键盘。

人类的肩关节不是主要的结构性支柱（除了那些做手倒立或头倒立的人）。对我们来说，肩关节是由身体的结构性支柱支撑的，类似轭一半悬挂在颈部，一半附着在上肋部。如果加上附着的肌肉的重量，就会明白肩带其实相当重，很容易给颈部和脊柱增加负荷，如果它失去平衡，就会造成不利的影响（图7.1C）。

上肢和下肢有相似的构造——1个球窝关节，然后是1块骨骼，然后是1个铰链关节，然后是2块骨骼，然后是3块、4块、5块骨骼以类似的方式排列。肩关节和上肢关节相对偏重于灵活性，而下肢和髋关节更倾向于稳定性（图7.2）。简单地说：为了保持上肢的许多功能，肩关节需要向各方向运动，这导致它更容易受伤和错位。

手臂线

沿着手臂走行的肌筋膜结构的复杂性令人难以置信。上肢的一端要控制世界上最好的工具——人类的手，另一端锚定在头部、颈部、脊柱上部、肋部、下背部、髋、骶骨，甚至可以说是另一侧的股骨上。因此，让我们通过将这些"肌筋膜结

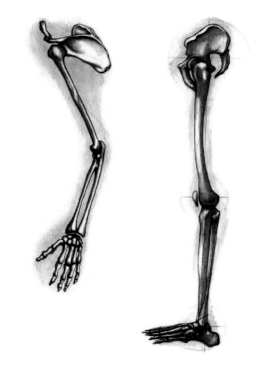

图7.2　上肢和下肢的设计类似于1、2、3、4、5这样的骨骼排列顺序，肌肉也很容易类比。上肢倾斜的设计可以增加额外的灵活性，而下肢倾向于更好的稳定性

构"组织成一系列相连的肌筋膜线来理解它。

为了符合标准，这些肌筋膜线必须：①从中轴骨开始，一直延伸到手指；②是在相对一致方向连在一起的筋膜纤维。根据这些规则，我们可以将手臂软组织分成4条线。

我们根据手臂线在腋窝的排列方式命名它们（图7.3）。胸大肌是臂前表线（superficial front arm line，SFAL）的一部

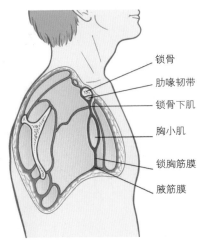

锁骨
肋喙韧带
锁骨下肌
胸小肌
锁胸筋膜
腋筋膜

图 7.3　手臂线是根据它们在腋窝前深浅两层和腋窝后深浅两层的位置命名，两条在腋窝前，两条在腋窝后方

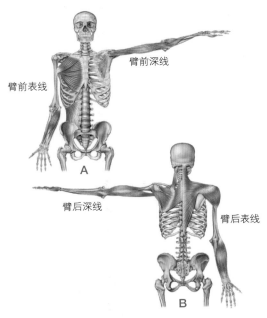

臂前深线
臂前表线
A
臂后深线
臂后表线
B

图 7.4　4 条手臂线起始于中轴骨，止于手的 4 个角

分（图 7.4A）。胸小肌和锁骨下肌以及围绕它们的筋膜是臂前深线（deep front arm line，DFAL）的一部分。在背部，斜方肌和三角肌构成臂后表线（superficial back arm line，SBAL）的起点（图 7.4B）。其下方的菱形肌和肩胛提肌延伸至臂后深线（deep back arm line，DBAL）的肩袖肌群。这些手臂线止于手的四个角——分别是手掌、拇指、手背和小指。

　　由于复杂的解剖结构不属于本书介绍范围，你可以通过图 7.4 来了解几条筋膜线的结构。为了容易理解，你可以将 4 条手臂线形象化为鸟翅膀的 4 个部分。身体前倾，像孩子模仿飞翔的小鸟一样伸出你的手臂：翅膀的底部是臂前表线，从胸大肌到手掌；翅膀的顶部是臂后表线，始于

斜方肌止于指尖；翅膀的前部是臂前深线，从胸小肌直到拇指；最后一条是臂后深线，也是出现问题最多的（从我们的角度来看），它沿着翅膀后缘从肩胛提肌和菱形肌穿过肩袖肌群、肱三头肌和肘部，最终止于小指。

　　这些手臂线在《解剖列车》中有详细的描述（Elsevier，2020），但在本书，了解这些知识是足够的。在功能方面，臂后表线将手臂举高并固定在合适的位置，臂前表线管理手和手指的动作，而两条臂深线在手执行功能时提供稳定性和保持精细度。

肩关节位置

如果你和音乐家、珠宝师、绘图员或乒乓球运动员一起工作，会发现这些人的前臂和手的动作细节是相关的，但在这里我们将集中关注肩关节。即使仅关注这一个部位，我们也会面对很多复杂问题。肩关节的姿势位置主要依赖肩胛骨。除了一些特殊情况，锁骨和肱骨随肩胛骨运动。肩胛骨本身类似一个机车库，许多肌肉竞争性牵拉，且相互拮抗，共同决定肩胛骨的位置（图 7.5）。

请不要跟我说"肩胛胸壁"关节，因

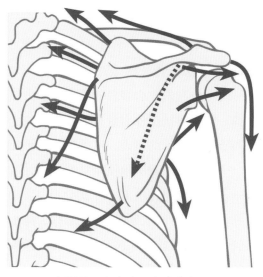

图 7.5　肩胛骨上有许多肌肉附着点，因此它的位置取决于张拉结构的平衡：肩袖、三角肌、大圆肌、肱三头肌、肱二头肌和喙肱肌连接其和肱骨；前锯肌和胸小肌连接其和肋骨；斜方肌、菱形肌和肩胛提肌连接脊椎和头部。分析肩胛骨的位置时我们可以忽略肩胛舌骨肌

为这根本不存在。肩胛骨漂浮在弹性牵拉索的海洋中，这些牵拉索可以拉紧或松弛，可以承载向心或离心负荷，可以相互竞争、相互限制，也可以随时适应。虽然我个人不喜欢定义肩胛骨休息位置的好与坏（它取决于背部的形状、头部位置、职业和其他一些因素），但许多人认为良好的位置应该：

- 肩胛骨的内侧缘垂直地沿着肋骨角上的一条线；
- 从侧面看，肩胛骨是垂直悬挂的，但前提是胸廓也必须是垂直的。在常见的胸廓向后倾斜的情况下，与重力线纵行的肩胛骨实际上相对于胸腔是向前倾斜的。

常见的偏移包括肩带的倾斜（但通常是胸廓所带动），或者肩胛骨出现以下情况：

- 太宽或太窄（向外侧或内侧移动）
- 上提或太过下降（向上或向下移动，虽然后者很少见）
- 底部的间距比顶部宽（同样，更少见）或者顶部比底部宽（用我们的话来说是向外或向内侧倾斜，但物理治疗专业术语是上回旋或下回旋）
- 前伸或后伸（向前或向后偏移）
- 前倾或后倾（非常罕见）（图 7.6）

通常使用前伸和回缩来描述不够准确，不能得出一个纠正肩关节位置的连贯

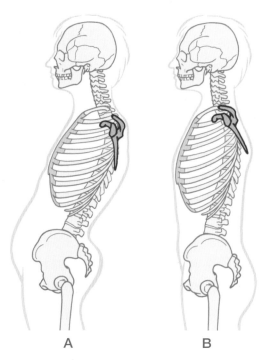

A B

图 7.6 肩胛骨相对于胸廓的倾斜，比相对于重力线更好评估。如果胸廓向后倾斜，肩胛骨可能会与地面垂直，但实际上相对于胸廓来说是前倾的，这与胸小肌短缩有关。（A）与（B）都提示肩胛骨相对胸廓前倾，都需要牵伸胸小肌

策略。上述术语的确切性质——锁骨、肩胛骨和肱骨的倾斜、偏移和旋转——提供了一条更短得出最有效的治疗计划的途径。

　　前伸可能包括不同程度的外移、内旋和前倾，更不用说相对于胸廓的向前、向后或向上的偏移。

肩胛骨 X

　　在解剖列车描述中，肩胛骨类似一个

机车库，这意味着许多肌肉相互牵拉从而决定肩胛骨的位置。三角形扁骨的每个方向都有肌肉，其中有 4 块是确定肩胛骨位置的关键肌肉。

　　肩胛骨 X 的一条线是由菱形肌和前锯肌之间拮抗的作用力形成的——菱形肌向上、向内拉肩胛骨（由肩胛提肌辅助），前锯肌向下、向外拉肩胛骨（图 7.7A）。当前锯肌占主导时——肌肉肥大或者有向心负荷——肩胛骨在背部向外侧突出（这种情况经常出现在脊柱后凸的异常体态中）。当菱形肌占主导地位时——这种情况经常发生在平背体态中——肩胛骨靠近棘突，太过靠近内侧而不能发挥最佳功能。

　　肩胛骨 X 的另一条线不那么直观，但同样强劲有力（图 7.7B 和 7.7C）。唯一一块下拉和内收肩胛骨的肌肉是斜方肌下部。为了对抗这种力量，需要有一块上提和外展肩胛骨的肌肉，这显然是不可能的——那样的肌肉应该位于耳朵外侧。放置一条带子在身体前方，你就会明白胸小肌和斜方肌下部之间的拮抗关系，胸小肌会上提肩胛骨，在胸廓上形成前倾或内旋。

　　你应该很难遇到斜方肌下部占优势的人，他们的肩胛骨下压、内旋，但是你不需要走很远就能遇到那些肩胛骨绕过胸廓转向身体前方的人。肩胛骨的内旋或前倾

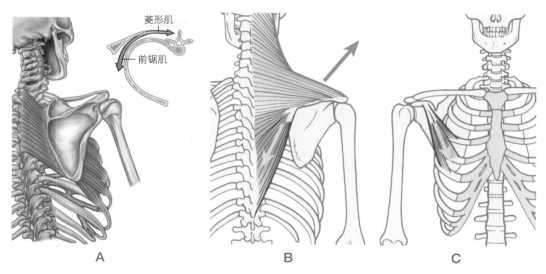

菱形肌
前锯肌

A　　　　　　　　B　　　　　　　　C

图 7.7　4 组肌肉竞争性牵拉决定肩胛骨的姿势位置：菱形肌和前锯肌形成肩胛骨 X 的一条线，而斜方肌下部和胸小肌沿肩胛骨 X 的另一条线走行相互拮抗

往往伴有胸小肌短缩（或其所在的锁胸筋膜受限）。各种拉伸和手法治疗可以拉伸这些短缩组织，这些人通常需要肩带的平衡。

无论我们以何种方式使这 4 块肌肉和其他牵拉肩胛骨的肌肉达到平衡，最终都会拥有一个能够轻松且灵活移动的肩关节。

锁骨

锁骨使我们的肩关节远离身体中线，因此，锁骨近段稳稳地连接在胸骨柄上，远端与肩胛骨连结。胸锁关节有一个小的关节盘，这告诉我们这个关节必须要能小幅度滑动，这是良好的肩关节功能的一个

必要运动。

当你要求客户张开双臂（就像要拥抱他人一样），你会看到肩胛骨会向上耸起来，原因通常不是肩胛提肌或斜方肌太紧张，而是胸锁关节不能向外侧滑动，导致背部的代偿。当你看到这种代偿模式时，放松锁骨内侧 1/3 下面的锁骨下肌。当这里厚实的筋膜释放后，锁骨可以滑动，上臂则恢复正常运动。

呼吸中的肩关节

一个简单但能发现问题的评估是观察肩关节在呼吸过程中的运动。首先观察客户正常的呼吸模式，但如果这个幅度太小，无法产生任何肩部运动，让他逐渐增

加呼吸的深度，直到你看到肩带有一些运动反应。

通常，你会看到以下 3 种模式的其中 1 个。

- 肩带在吸气时向上移动，呼气时向下移动。在这种情况下，观察将肩关节固定在胸廓上的肌肉——主要是前锯肌和胸小肌。

- 即使深呼吸，肩带也几乎没有移动。在这种情况下，肩关节悬挂在颈部和头部，你应该观察上提肩胛骨的斜方肌和肩胛提肌。有趣的是，放松斜角肌这个通常不被归类于肩部肌肉但确实附着在手臂筋膜上的肌肉，往往可以会带来良好的效果。

- 吸气时肩带向上和向外移动；呼气时向下向内移动。在我看来，这种移动恰到好处。肩关节足够放松可以在胸廓上滑动以配合呼吸。

放松的手臂

从手指向上看，可以观察到手指或多或少有些弯曲（每个人都有一点弯曲），腕关节有些尺偏或桡偏（很少），前臂旋前或旋后，或肘关节过度弯曲——这些细节将在课堂上讲授。

关于手臂我们要关注的最后一个问题是，判断肱骨是内旋还是外旋。对于肱骨中立位置已有各种评估方法。艾达·罗尔夫叮嘱我们让肘关节尺骨鹰嘴指向外侧的位置以保持平衡，但是我一直无法从解剖学上或功能上理解这一点。一些瑜伽老师建议肘关节应该指向身体后方，同样我也一直没能理解这个方法。我得出的结论是，肱骨应可在一个较大的中立范围内进行旋转。毕竟，肩关节是我们身体中最灵活的关节。

真正有意义的肱骨位置解读不应该相对于躯干，而是应该相对于肩胛骨，而这反过来又取决于肩袖肌群（SITS 肌群）之间的张力平衡。肩胛下肌是一块内旋肌；其余的冈上肌、冈下肌和小圆肌都是外旋肌，或者更多的情况是在内旋时保持稳定。

身体解读的一个简单定位肱骨的方法就是，将一只手的示指沿肩胛冈顶端放置，指尖靠近肩峰，另一根手指穿过鹰嘴的正中间。这两根手指所在的线若成 90°夹角，则肱骨位置是中立位；如果夹角是锐角，则肱骨在盂肱关节发生了外旋；如果夹角是钝角，则肱骨发生内旋。

功能线

最后，我们应该提一下另外两条从上肢到对侧下肢的筋膜线——前功能线和后功能线（图 7.8）。当你投掷石头或长矛，或拍击球时，手臂产生的力会由于躯干在对侧下肢旋转的力臂加持而放大。两侧功能线跨过身体中线传递这些力，力线形成两个较大的 X 形交叉——一个在身体前面，一个在身体后面。这些相连的肌肉链——从胸大肌的下缘到腹直肌和腹外斜肌之间，跨过耻骨联合到达前侧的长收肌；背阔肌穿过胸腰筋膜到达背侧臀大肌——向手传递更多的动力和速度。

有趣的是，尽管实际情况我们都是在"用手"，也正是因此我们相对更经常

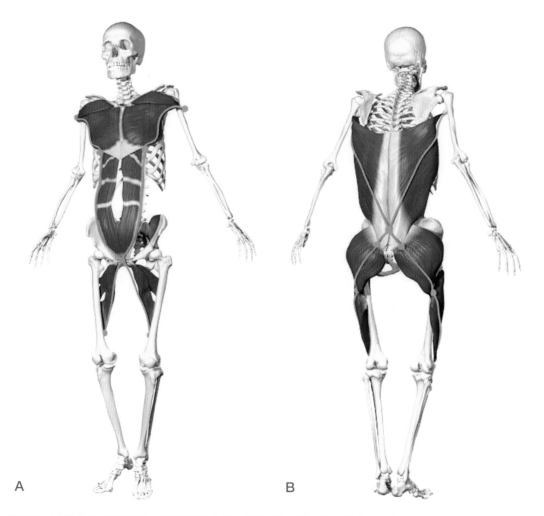

A

B

图 7.8　功能线从双臂开始，跨过身体中线，延伸到对侧下肢，形成两组长的 X 形交叉线——一组在耻骨前方交叉，一组在腰骶连结处后方交叉

使用其中一条功能线，40 年的观察经验告诉我，这些肌筋膜线很少控制姿势，也许是因为在每一步它们之间都是交互运动的。不管什么原因，当你看到一个人的一侧肩关节到对侧髋关节的距离相对更近时，通常是螺旋线的影响，而不是无辜的功能线存在问题。

手臂是高度复杂的机械部件，是对于我们身体功能来说非常便于使用的装备，对于鸟类的翅膀也同样如此。我们只涉及了一些主要的评估，但希望对你有用。下一章将是最后一章，我们将利用最后一条解剖列车肌筋膜线——前深线对身体核心进行身体解读。

第八章
前深线

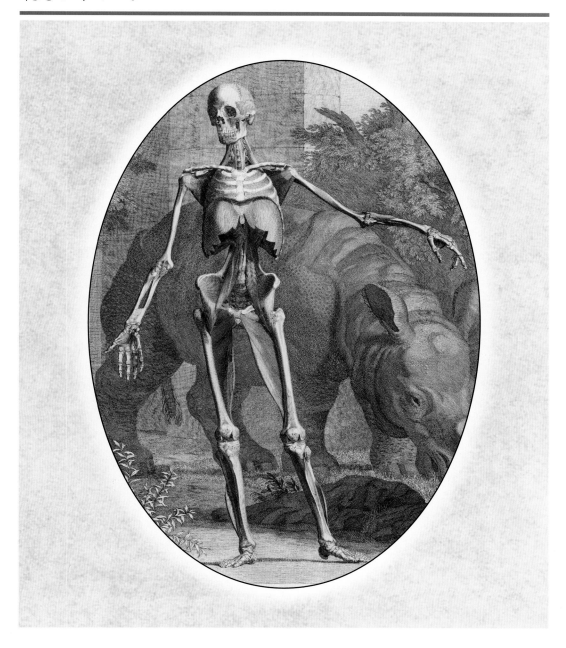

我们把最好的内容留到最后。最深和最难以用视觉评估的肌筋膜线是前深线。

核心介绍

这条线扩展了关于"核心"的一般性定义，涵盖一组连贯的肌筋膜连接，从腿部内侧一直到下颌骨和头骨，包括盆底肌、腰肌、腹横肌、膈肌和斜角肌（图8.1A）。

如果我们从字面上理解"核心"的概念，比如苹果核，我们大概可以将前深线

想象成类似的人体核心，位于冠状面从顶部沿长轴向下，刚好经过脊柱前面（图8.1B）。我们将下颌骨和颈部内侧的肌肉纳入了其中，以及脊柱前纵韧带、腹部深层肌、盆底肌、内收肌、小腿后方深层间隔，一直到足内侧弓（图8.1C）。

前深线（deep front line，DFL）之所以特别难解读，有两个相关的原因。首先，它被夹在身体前/后的前表线和后表线之间（无后深线），以及左右两侧的体侧线之间。两条螺旋线环围绕在前深线上，而手臂线和功能线则悬挂在所有这些

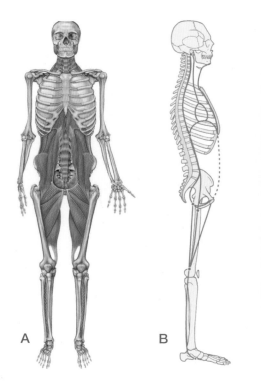

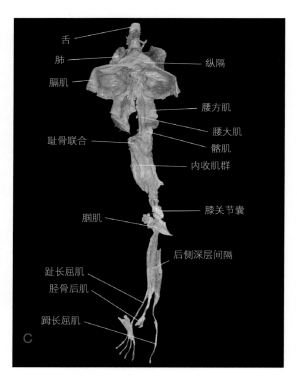

图8.1　对前深线很难进行视觉评估，因为它的解剖结构复杂且难懂，而且它隐藏在其他线的下面

线的浅层。因此我们必须透过所有这些线看到下面的前深线，这并不容易。

其次，前深线的许多运动和稳定功能在这些外部线中重现：前深线下段使足趾屈曲和踝跖屈，但后表线和体侧线的肌肉也会参与其中。在前深线稍上段肌群中，内收肌是唯一将双腿并拢在一起的肌肉，但内收肌群也协助髋关节屈曲和伸展，同时（在我看来）它还会协助股骨内旋和外旋——在这个过程中，它们与周围其他线中的肌肉相配合（或者可以取代）。

参与呼吸几乎是膈肌独有的工作，但从胸廓外很难对此进行解读，尤其是当有许多辅助呼吸肌参与呼吸时。腹部外层肌群有类似腹横肌的挤压支撑的作用。当前深线使下颌活动，颈部浅层肌群也有类似前深线的作用。

其他肌群的过多代偿使得我们很难看清前深线的实际作用，并导致向客户成功解释核心功能变得更加困难。我们给出的那些旨在唤起核心支撑的提示，往往会导致客户简单地以外部肌肉代偿或使其更加紧张，这对许多治疗师来说是一种令人沮丧的体验。治疗师："用盆底肌呼吸。"客户（臀肌收紧）："我是在用盆底肌呼吸。"治疗师："调整和觉察你的腹部深层肌肉。"客户（通过收紧所有已知的腹部肌肉并屏住呼吸）："像这样?"

可悲但真实的情况是，我们并没有强

调核心的一种文化。由于约瑟夫·普拉提（Joseph Pilates）和保罗·霍奇斯（Paul Hodges）以及黛安·李（Diane Lee）等物理治疗师的工作，人们对核心的认识的确已有提高，并且各种各样的物理治疗方式都在响应这一呼吁。但要真正控制我们的核心是一场艰苦的战斗，因为在我们的文化中，拥有完美的乳房、整齐的牙齿、赏心悦目的胸肌或臀肌形态，以及模仿《魅力》封面上模特的潮流外形，这一切胜过真实、冷静、同情和道德力量等核心价值观的影响。

（我不得不说，基于我在这个行业40多年的经验，似乎将太多优势归因于核心意识：不，并非如此。生活在一个有核心文化的环境中——真正地融入其中，而不只是谈论它——要去体验核心信念和核心力量。根据对艺术的考察，古埃及、苏美尔和古希腊是有"意识到核心"的文化，但从古典时代到现在，我们在这方面一直在走下坡路，变得越来越依赖浅层肌肉和肤浅的价值观［有明显的例外，如阿尔伯特·爱因斯坦（Albert Einstein）和莫汉达斯·甘地（Mohandas Gandhi）］，最近确实越来越流行瘦弱和外在的审美观。我能很高兴地说，年轻一代中的一些人开始扭转这一趋势，他们在滑板、滑雪和冲浪等方面做出了惊人的壮举，带来更多的力量感。）

因此，要唤醒我们客户的核心，甚至

要看到和识别核心问题，都存在技术和社会方面的困难。区别就在这里，这很重要，但很微妙。

综上所述，让我们找出一些更明显的视觉评估问题和与前深线失衡相关的因素。这条线是如此复杂，以至于有很多书都在写它，这一章集中介绍了一些要点。

内侧弓和外侧弓

在腿部，前深线构成内侧部分，而体侧线构成外侧部分，因此它们是相互对立的。前深线过度紧张或前深线向上牵拉会导致足旋后／内翻，这会抬高足内弓并将重量转移到外侧足弓上，导致整个身体的代偿（图 8.2A）。

相反，体侧线过度缩短或向上牵拉会抑制前深线上的核心肌肉，导致足旋前或足外翻，并将重量转移到内侧足弓上，进而导致其他核心部分下降（图 8.2B）。

膝关节内侧和外侧偏移

我不喜欢用拉丁词语来解释那些用简单的英语就可以解释的东西，所以使用膝内翻和膝外翻通常会让我觉得这是一种廉价且不太有帮助的方式，会把我和客户以及客户的经历分开。这个现象实际上可以涉及几种潜在的关系模式，很容易理解：

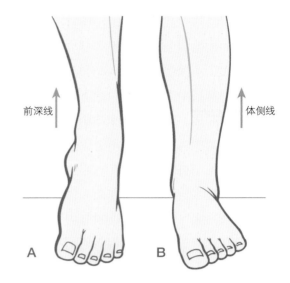

图 8.2　如果重量在足弓分布不均衡——过度承重在内侧或外侧——我们观察到前深线和体侧线之间的关系

当你慢慢地把你的双足并拢时，要么是踝关节先接触，两膝之间有空间（膝内翻）（图 8.3A），要么是膝关节先接触，但踝关节之间仍有空间（膝外翻）（图 8.3B）。如果两者差不多同时接触，则膝关节位置为中立位。

这两个方向的轻微差异在临床上并没有显著意义（但为什么不在它们还很轻微的时候纠正它们呢？），而较大的差异会对髁突间软骨和膝关节韧带造成很大的压力。

更不用说肌肉失衡了。由于这些模式在股骨旋转、膝关节扭转和足部的负重方面各不相同，所以我把每个病例的肌肉细节留给你来解决，但从筋膜上讲，一般的

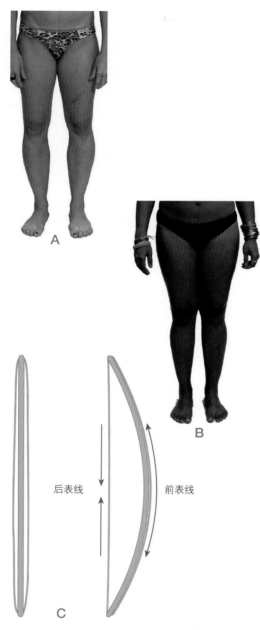

方法很简单：在你看到呈弓形的部位时，找到相应的弓弦并放松它（图 8.3C）。

对于膝外翻，无论膝关节内侧有多大的张力或疼痛，腿外侧的筋膜都是短缩和紧张的，即体侧线存在过大的张力。对于弓形腿，弓弦是位于腿内侧的。因此，观察沿前深线的筋膜延伸——从踝关节一直到坐骨耻骨支甚至盆底的所有路线。让你的客户侧卧，放松所有沿腿部内侧的筋膜——通常在几次治疗中花几分钟这样做是有必要的——放松紧绷的弓弦，为骨骼向内侧移动提供空间。

内收肌间隔

这些内收肌在大腿内侧形成一个三棱柱形状的整体。在我看来，内收肌是每个人的朋友：他们可以参与髋关节的屈曲和伸展、内旋和外旋（这是更有争议的），以及内收。可以肯定的是，在大多数动作中，它们是髋关节的主要稳定肌。在许多与肌肉相关的问题中，需要观察的是肌筋膜间室作为一个整体是否被向前或向后移动了。

心里带着问题从正面和背面观察你的客户：我们是从正面还是背面可以看到更多的内收肌间隔？背面看到的更多，则通常与股骨内旋和（或）骨盆前倾有关（图8.4A）。当内收肌在前面看到的更多时（图

图 8.3　这种形态在腿上表现得很明显（但这一方法还没有被广泛实践，因为我们倾向于关注肌肉超过筋膜），当弓弦筋膜过短时会向某一方向推动骨骼

后表线　前表线

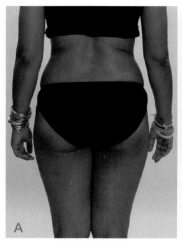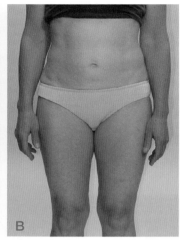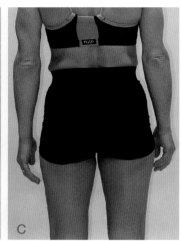

图 8.4　A 图中内收肌向后偏移代偿腘绳肌功能；在 B 图中内收肌向前偏移；在 C 图中内收肌在正常位置

8.4B），这通常伴随着股骨外旋和骨盆后倾，但也不总是这样。在任何情况下，如果内收肌有明显的向任何方向的移动，它们都需要被引导回原位——既不代偿股四头肌也不代偿腘绳肌，而是为所有这些肌群提供一种适应性平衡（图 8.4C）。

骨盆倾斜

内收肌唯一不会做的就是髋外展，所以前深线和体侧线最后的一次交互关系在腿部就参与了形成骨盆倾斜这个体态——这通过内收肌和外展肌来体现。同样，这可能代表了一种复杂模式：骨盆旋转、上滑或骨盆在股骨头上发生前倾或后倾。

但是如果你看到一侧髋部明显高于对侧髋部，一定别忘了，这是低侧髋的外展

肌的肌筋膜缩短（这是有意义的），但是也会有高侧髋的内收肌的缩短，这有点违反直觉，直到你意识到高侧的髋关节是内收的，所以那些内收肌必须缩短以适应这种模式。然后在多年的模式保持中，内收肌会形成固定模式（图 8.5）。

盆底肌和腹横肌

关于盆底肌和上方相邻腹壁中的腹横肌已经讲了很多。这两组密切相关的肌肉形成了腹腔底部的碗状结构。许多人声称他们可以从外部看到这些肌肉发生了什么，但我在视觉评估方面帮不了什么忙。在我的实践中，这些肌肉需要通过触诊来评估。由于我们在这里谈论的是视觉评估而不是触诊评估，我们将把这个核心的重

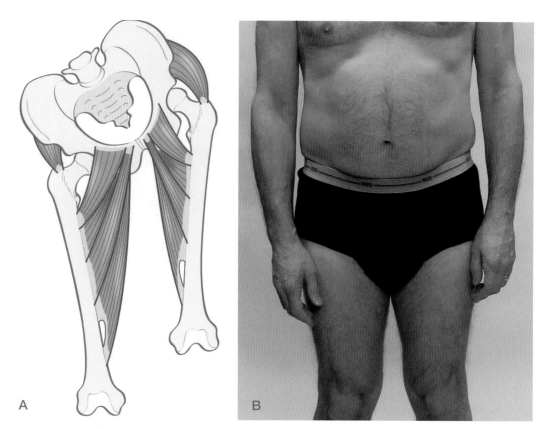

图 8.5　有点违反直觉，在骨盆倾斜中，需要对髋关节高一侧的内收肌做一些处理

要部分留给具有觉察能力的手，然后继续讨论"眼镜蛇"。

腰肌－膈肌平衡

在我的世界里，腰肌和膈肌是一个整体的组成部分。至少让我们在这几段内容中如此认为。腰肌将膈肌连接到腿部——这两块肌肉的交汇处是行走和呼吸运动的交汇处，也是脚踏实地和挺拔向上相连的部位。如果你从侧面观察这些肌肉，你可以把它们想象成两条眼镜蛇，一条在左边，一条在右边（图 8.6A）。眼镜蛇的尾巴缠绕股骨颈，经过股骨头前侧到达髋关节，然后回到腹部脏器的后面，与膈肌部分融合，这部分连接到每侧肺下方膈肌中央腱的穹顶，形成了每条眼镜蛇的兜帽和头。

一旦以这种方式看，腰肌－膈肌平衡就是你不能忽视的一个部分。它是重要的、必不可少的，并且决定了姿势和动作的许多方面。简单地说，如果腰肌下拉太多，膈肌的后部也会随之被下拉，下部肋骨会被向前推，"眼镜蛇"就会暴露它的喉咙（图 8.6B）。在这种情况下，呼吸运动被迫移向膈肌的前部移动。如果腰椎向后增加且胸部塌陷，"眼镜蛇"似乎会降低鼻子，呼吸运动被迫从膈肌前部移向后部（图 8.6C）。

在骨盆或脊柱呈螺旋状扭转的情况下，一侧的"眼镜蛇"向某一方向运动，而另一侧则倾向于向相反的方向运动。这些模式不像上面描述的两种那样常见，但它们确实会出现。身体解读认为，对于那些具有不对称模式的人来说，解读这种动态状况应该评估两侧，而不是一侧。

呼吸和肩部

既然我们说到呼吸——如果真的有核心功能这个概念的话（美国肺部协会说，当你不能呼吸时，其他什么都不重要）；让我们回顾一下之前对手臂和肩部的评估结果。当肩部灵活自由，胸廓位置良好时，

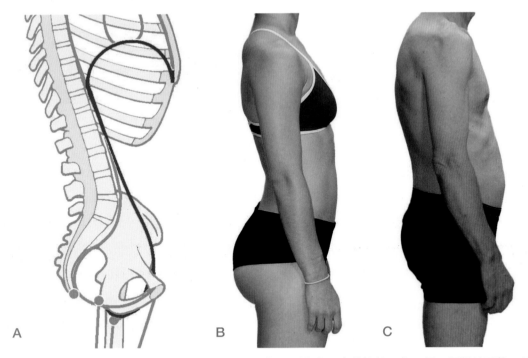

图 8.6 将腰肌–膈肌视作一个整体，从腿部到肺部的形状类比为眼镜蛇。在 B 图，腰肌被下拉，显出眼镜蛇的喉部，将膈肌运动推到前方。在 C 图，腰肌松弛使眼镜蛇的鼻子下垂，呼吸运动被推向膈肌后部

吸气时肩部会向上和向外移动一点，呼气时肩部会向下和向内移动一点。这个动作意味着肋骨和肩关节、核心肌群和肩袖肌群之间相对协调，而不是笔直的上下移动或根本不移动。

颈部直立位

头前伸姿势可能是世界范围内最常见的身体功能缺陷，在西方世界更是如此。然而，我们形成头前伸是由于颈椎问题：在脊柱起始端，下颈段屈曲，以至于颅骨在空间中被向前移动。我们在本书的前面讨论了前表线和体侧线对这些模式的影响，但问题的关键在于核心：颈部被斜角肌和周围的筋膜向前和向下拉向胸部（图8.7A 和 8.7B）。

虽然放松胸锁乳突肌（前表线）和过度劳累的肩部肌肉（实质上是体侧线）在一开始是有帮助的，但下颈段的屈肌相对于胸廓更深。让你的客户将头部抬高保持在身体正上方：如果这个动作将下部肋骨或骨盆前移，则需要仔细观察斜角肌和与之相连的上肺叶筋膜。

在结束时……

你已看完了我们的书；学习了几万字和很多概念。这个学习量不小，我花了这

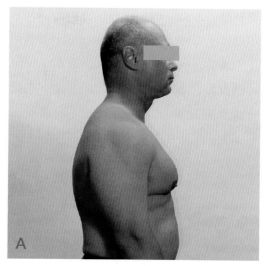

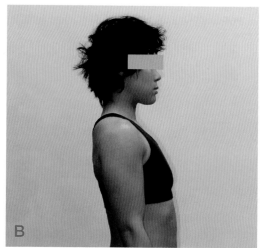

图 8.7 这两种模式都是头部前倾的姿势，都需要延伸颈前深层组织。在图 A 中，头部明显向前。在图 B 中，同样的基本模式存在于颈部——客户只是通过将胸廓后倾来代偿

么多时间来阐明的这些评估过程在我的实践中只需要几秒就能凭直觉得到。如果你喜欢这种形式的操作方式，"多多练习"是一个很好的建议，你越练习它就会变得

越容易。当然，我们提供这方面的课程，你可以在 www.anatomytrains.com 上看到。

最后，我想感谢 *Massage & Bodywork* 的朋友们给我这个机会，通过这本书把这些原创文章分享给新读者。我要对艾达·罗尔夫博士表达深深的感激之情，是她引导我走上了这条结构观察的道路，在她去世 30 多年后，我的感激之情依然如故。

参考文献

1. Blandine Calais-Germain, *The Female Pelvis: Anatomy & Exercises* (Vista, CA: Eastland Press, 2003), Liz Koch, *The Psoas Book* (Felton, CA: Guinea Pig Publications, 1997), Andry Vleeming, Vert Mooney, and Rob Stockhart, *Movement, Stability & Lumbopelvic Pain*, 2nd ed. (Edinburgh: Elsevier, 2007), Erik Franklin, *Pelvic Power: Mind/Body Exercises for Strength, Flexibility, Posture, and Balance* (East Windsor, NJ: Princeton Book Company, 2003)